JN086814

免　疫

からだを護る不思議なしくみ
第6版

矢田純一 著

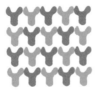

東京化学同人

序

　免疫という言葉は"疫（はやり病，すなわち感染症）を免れる"からきています．私たちの身のまわりにはさまざまの病原微生物（細菌やウイルス）がいますが，免疫がはたらいてそれを退治し，命を護ってくれています．ある微生物の感染で病気になると，次に同じ相手が侵入してきたときにはトレーニングができていて，より強力な免疫がはたらき，それを処理するので病気にならないですみます．これを"免疫ができた"といいます．免疫は本来自分のからだにはないものを区別して取除くという性質をもっています．微生物以外でも，がんができたとき，それも異質なものとして取除こうとします．戦いに負けてがんの発生を許してしまうこともあるのですが，免疫を強化することで治療しようとする試みが現実のものとなってきています．

　一方，免疫のはたらきが望ましくない場合もあります．臓器移植はだめになった臓器を他人の健康な臓器と交換するという治療です．他人の臓器は異質な存在なので免疫がはたらき，拒絶反応が起こります．それに対する対策が必要です．スギ花粉のようなたいして害にならないような物質に大げさな免疫反応を起こし，不愉快な症状をもたらすことがあります．そのような場合をアレルギーといいます．また本来反応すべきでない自分自身のからだを異質と誤認し免疫反応を起こして病気になることがあります．これを自己免疫病といいます．それらの対策には免疫のしくみを正しく知ることが大切です．

　本書は，一般の方にも免疫のしくみを知っていただきたいとの目的で記した本です．なるべく平易な記載を心がけましたが，正しい理解のためには多少専門的にならざるをえない部分もあります．そこは我慢して付き合ってください．第4版からは免疫細胞を擬人化したイラストにし，親しみやすいようにしました．第6版が刊行できるようになったのも，これまで多くの方々に御愛読いただけたからと思います．

　2020年6月

著　　者

目　　次

イラスト　矢田純一

1 からだにおける免疫の役割

　私たちのからだにおいて**免疫**は一体どのような仕事を分担しているのでしょうか．第一にあげられるのは，病原微生物からからだを護ること，すなわち感染を防ぐということです．生まれつきすべての免疫が欠けている人は，生まれてきても周辺にさまざまの微生物が存在する普通の環境では感染のため長く生存することは不可能です．免疫を冒すウイルスの感染の結果起きるエイズという病気では，そのウイルスを抑える適切な治療が行われないと，しだいに免疫がだめになっていき，普通の人ではあまり問題にならないような微生物でも病気を起こすようになり，命が失われることになります．免疫のはたらきなしでは私たちは生きていくのが困難なのです．

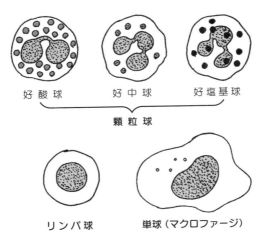

　図 1・1　白血球には分葉した核をもち細胞質顆粒の多い顆粒球と単核（くびれのない球状の核）のリンパ球および単球がある．顆粒球は顆粒が酸性色素で赤く染まる好酸球，塩基性色素で青く染まる好塩基球，その中間の好中球に分けられる

　微生物を退治する中心になっている細胞は**白血球**です．白血球には**顆粒球**，**リンパ球**，**単球**といった種類があり，顆粒球はさらにその細胞質顆粒が酸性色素で赤く染色される**好酸球**，塩基性色素で青く染まる**好塩基球**，その中間に染まる**好中球**に分けられます（図1・1）．リンパ球は球状の核をもつ小型の細胞ですが，血液のほかリンパ液の中にも存在しますし，リンパ節・脾・扁桃にも集まっています．単球はそら豆状の核をもつ大型の細胞で，さまざまの臓器に到達して**マクロファージ**（大食細胞）という細胞になります．このほかのいくつかの細胞やタンパク質のような物質も微生物退治に参加しますが，詳しいことはいずれ述べることにします．

　こうした細胞などは微生物と戦いそれを退治するわけですが，味方にやいばを向けてはいけません．からだをつくり上げている正常な細胞や物質には目を向けず，それ以外のものに対応するのです．免疫学では，対応してはいけないからだの正常な構成物のことを**“自己”**，そうでない微生物のようなものを**“非自己”**といいます．免疫はまず“自己”と“非自己”とを区別することから仕事を開始しますが，それは“非自己”には存在し“自己”には存在しない何かを見付けることによっています．

　私たちにとって“非自己”は微生物だけでしょうか．生き物でない物質が私たちのからだに侵入してくる可能性もないわけではありません．皮膚の傷口から，あるいは壁の薄い気管支や腸の粘膜から異物が侵入することがありえます．それらはからだの営みにとってじゃまになりますし，毒性を示すこともありましょう．それらも早く取除く必要があります．

　臓器移植という治療法があります．これはだめになった臓器を他人の健康な臓器と交換するという方法です．他人の臓器は“非自己”です．ですから免疫はそれを排除しようとします．すなわち**移植拒絶反応**が起こります．臓器移植を成功させるためには，できるだけ“自己”に近い提供者を選ぶこと，そして拒絶反応を抑える手立てを加えることが必要となります．

　“非自己”は外から侵入してくるものだけでしょうか．からだの中では古くなった細胞を除き，新しい細胞をつくって入れかえるという作業が行われてい

ます．その間，つくり損なった細胞ができたり，損傷を受けて狂った細胞ができたりする可能性があります．それらも正常な"自己"ではなく，"非自己"で，取除く対象となります．もしでき損ないの細胞ががん細胞だったら，大変危険ですから早く退治しないといけません．がんをつぶすのも免疫の大切な仕事です．

　免疫が"非自己"を退治するには戦いが必要です．戦いには犠牲が伴います．凶悪な相手に対しては多少の犠牲が起こっても強い戦いを挑む必要があります．一方，無害な相手に強大な戦いを挑んでしまうと，犠牲ばかりが目立つことになります．免疫は時としてそうした間違いを起こしてしまうことがあり，それを**アレルギー**とよんでいます．スギの花粉が鼻の粘膜にくっついたとしても別に害になるわけではありません．自然に流れ落ちるのをまっていればよろしい．しかし，大変危険な相手と誤認し，早く洗い流さなければと大量の鼻汁を分泌したり，早く吹き飛ばそうとしてくしゃみをしたりすれば，かえってつらい思いをすることになります．それが**アレルギー性鼻炎**なのです．

　免疫は別の間違いもします．本来"自己"には対応しないようにしくまれているのですが，その見極めが狂ってしまい，自分自身のからだに微生物に対するのと同じような攻撃をしかけてしまうことがあるのです．そのことによって特定の臓器が障害を受けたり，膠原病が発生したりします．これを**自己免疫病**とよんでいます．

　このように免疫は微生物や異物，がんなどからからだを護る大切な仕事をしています．そのため大変興味深い巧妙なしくみができています．これからそのしくみを解き明していきましょう．そして，どうしてアレルギーや自己免疫病のような間違いを起こしてしまうのかも考えてみましょう．

2 免疫ができるとは

2・1 獲得免疫

　一度麻疹（はしか）にかかると，麻疹に対する抵抗力が新しくできて二度と麻疹にかからなくなるという現象があります．これを免疫ができたといいます．この免疫は麻疹には効果がありますが，水痘（みずぼうそう）のような他の病気には全く無効です．相手が厳密に一つに限られているのです．たとえばバスケットボールでいうマン・ツー・マン（man to man）の防御のような関係です．このことを免疫学では"特異的"という表現をしています．また，麻疹にかかったということを覚えていて，麻疹にだけ対応するようにみえるものですから，

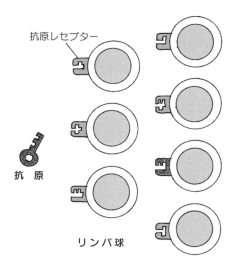

図 2・1　それぞれのリンパ球は1種類の抗原レセプターをもち，抗原が侵入してきたときはそれに対応するレセプターをもつものだけが反応する

"免疫学的記憶" という言葉も使われます．それでは，免疫ができたとは一体
からだの中で何が起きたのでしょうか．

　その主役になっているのはリンパ球と一部のリンパ球がつくる**抗体**というタ
ンパク質です．免疫は相手が "自己" にはない何かをもっているから "非自己"
だと判断して行動を開始します．この自己にない何かのことを**抗原**といいます．
リンパ球の表面にはその抗原とちょうど鍵と鍵穴との関係のように1対1で対
応して結合する分子があり，それを**抗原レセプター**（抗原受容体）といいます．
1個のリンパ球は1種類の抗原レセプター（鍵穴）しかもっていませんから，特
定の1種類の抗原（鍵）としか反応しません．からだの中には無数に近い種類
の抗原それぞれに特異的に対応するリンパ球が用意されています（図2・1）．

　麻疹にかかりますと，麻疹ウイルスの抗原に対応するリンパ球がそれに反応
します．特定の抗原に対応するリンパ球は多くても千個に1個，1万個に1個
ぐらいしかありませんから，とても十分な仕事ができません．そこで細胞分裂
を起こし同じ抗原レセプターをもつ仲間を増やします（図2・2）．孫悟空が自

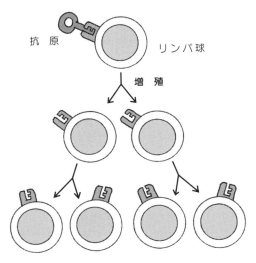

図 2・2　抗原と反応したリンパ球は十分なはたらきをするため細胞分裂
により増殖して同じ仲間をたくさんつくる

分の毛に息を吹きかけ分身をたくさんつくるようなものです．しかも能力を発揮するように成熟します．その上で実際に相手を退治することに結びつくような仕事をするのです．

　あとで説明するように抗原レセプターをもつリンパ球には**B細胞**と**T細胞**とがあるのですが，B細胞はその抗原レセプターと同じ分子を大量につくって分泌します．この遊離した抗原レセプターのことを**抗体**といいます（図2・3）．そうしたリンパ球自身や抗体のはたらきで麻疹ウイルスを退治するのですが，その後も麻疹ウイルスに対応するリンパ球が一度増えたことによりたくさん残されています．しかもそれらは直ちに行動できるよう成熟しています．このようなリンパ球を**メモリー細胞（記憶細胞）**といいます．増加し成熟しているので次回の麻疹ウイルスの侵入時には一層早く強く反応し，あたかも相手を記憶しているようにみえるからです．また麻疹ウイルスに対する抗体も残っています．ですから，つぎに同じ麻疹ウイルスが侵入してきても，それらによって直

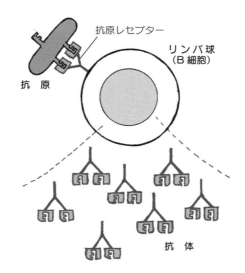

図 2・3　B細胞は抗原と抗原レセプターで反応すると，抗原レセプターと同一の分子を大量に産生し分泌する．それは抗体とよばれる

ちに退治してしまい病気を起こせなくしてしまうのです．これが免疫ができたということの内容です．新たに免疫が獲得されたわけですから，このような免疫のことを**獲得免疫**といいます．

２・２　どうしてつくる多様な抗原レセプター

　ウイルスにしたって細菌にしたってたくさんの種類があります．免疫が対処しなければならない相手（抗原）の種類は無数に近いといえましょう．私たちのからだにはそれぞれ違った抗原レセプターをもつリンパ球が１億種以上も存在するのです．抗原レセプターはタンパク質です．原則として一つの遺伝子という設計図に従って一つのタンパク質がつくられます．人間の遺伝子の数は３万足らずであることがわかっています．それではとても１億種以上のタンパク質をつくれませんし，３万という限られた遺伝子を免疫のためだけに使うわけにもいきません．実は数百の遺伝子を使って１億以上のタンパク質をつくる離れ業をやってのけているのです．

　そのトリックの一つは組合わせの原理を応用したものです．わかりやすいようにたとえ話をしましょう．それぞれ違った色12種類の布地をもっていて３本縞のネクタイをつくるとします．たとえば上の部分用に４色，中央用に４色，下の部分用に４色を選び，このうちからそれぞれ１色ずつを選んで使うとすると，$4 \times 4 \times 4 = 64$ 通りの柄のネクタイができます．さらに上・中・下の４色の選び方にもいろいろありますから，12という限られた数を使ってもその組合わせの多様性によってより多くの種類ができるわけです．同じようなことが遺伝子でも行われ，**遺伝子の再編成**といいます．

　抗原レセプターの抗原と結合する部分は２本のペプチド鎖（アミノ酸がいくつもつながってできた鎖）でつくられています．Ｂ細胞の抗原レセプターについては，一方の鎖の設計図として40個ほどの遺伝子から成る V グループ，25個ほどの遺伝子から成る D グループ，６個の遺伝子から成る J グループの各遺伝子を組合わせたものが使われます．そうすると $40 \times 25 \times 6 = 6 \times 10^3$ 種類が

つくれます（図2・4）. 他方のペプチド鎖については40個のVグループと5個のJグループを組合わせたものと，30個のVグループと4個のJグループを組合わせたものが使われます. そうすると $40 \times 5 + 30 \times 4 = 3.2 \times 10^2$ 種類がつくれます. 両方を合わすと $6 \times 10^3 \times 3.2 \times 10^2 = 19.2 \times 10^5$ 種類の抗原レセプターがつくれることになります. 実際にはつなぎ合わせの部分に近くの遺伝子の断片が加わってしまったり，つなぎ合わせの部分が少し削られてつながったりすることにより 10^{11} もつくれるとされ，一層たくさんの種類の抗原レセプターが生み出せます. 1個のリンパ球では1種類の遺伝子再編成しか起きませんから，1個のリンパ球は1種類の抗原レセプターしかもっていません. そして1個のリンパ球の表面には同一の抗原レセプターが多数存在します.

　もう一つの方法は，そうしてできた遺伝子に突然変異（あるアミノ酸の部分の設計図を他のアミノ酸のものに変えてしまう）をつぎつぎと起こし，少しずつ異なった抗原レセプターをつくるというものです. これは相手の抗原により一層強固に結合するレセプターをつくることに役立っています（親和性の増加）. この後者の方法は抗体をつくるリンパ球（あとで述べますがB細胞とい

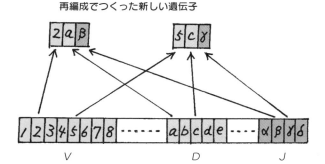

図2・4 抗原レセプター（抗体）の遺伝子は三つのグループの遺伝子群から一つずつ選び出して組合わせて新しい遺伝子をつくるという方法で多様なものを生み出し，無数に近い種類の抗原にそれぞれ対応しうる異なった抗原レセプター（抗体）をつくる

います）の抗原レセプターについてしか行われません.

2・3　どうして自分のからだの成分には反応しないのか

　免疫は相手が"非自己"であることを見分けて行動を開始し，その相手を退治しようとすると述べました. それは"非自己"には"自己"にはない物質（抗原）が存在するからです. ところで，自己の成分であっても，それは他人からみれば自己にはないものもあって（たとえば血液型物質は個人ごとに違いがある），他人にとっては抗原になります. どうして自分にある物質とそうでない物質とを区別しているのでしょうか.

　抗原レセプターは遺伝子の再編成によって無作為にさまざまのものをつくります. そうするとその中には，自己の成分だけれども他人にとっては"非自己"であるといった物質に対応する抗原レセプターをもったリンパ球もつくられていることになります. 実はそうしたリンパ球ははたらかないようにするしくみがいくつか用意されているのです. さまざまの方法があるのですが，ここではその代表的なものについてだけ紹介し，その他の方法については別に改めて説明することにしたいと思います.

　"自己"の成分と"非自己"の成分の違いは何でしょうか. "自己"の成分はからだがつくり上げられたあと常に存在するようなものです. 微生物の成分が存在することはありません. 存在するにしてもそれはあとからからだに侵入してきたものです. がん細胞もあとから突然出現したものですからあとから侵入してきたのと同じです.

　リンパ球は分化しても最初はまだ未熟な状態で，しだいに成熟して一人前にはたらけるリンパ球になります. "非自己"の抗原に対応するリンパ球は当の相手と出会うこともなく成熟することができます. 一方"自己"の物質に対応するリンパ球は，そうした物質はすでに周辺に存在するわけですから，未熟な段階で相手に反応してしまいます. 未熟なまま相手に反応すると自殺を起こすようなメカニズムがはたらいて死滅してしまうのです. ですから，"自己"成

分に対応するリンパ球はなくなってしまい，残っていてはたらけるのは "非自
己" 抗原に対応するリンパ球だけだということになります（図2・5）．したがっ
て免疫は "非自己" に対してしか反応を起こしません．この考えを**クローン選
択説**といいます．

　クローンというのは1個の細胞に由来する細胞集団で，まるでコピーの細胞
が集まったような均一の細胞集団のことをいいます．"自己" に対応するいず
れのクローンも消去されてしまうわけで，そのようなクローンを**禁止クローン**
といいます．あとに述べるように他の方法も含め二重，三重に "自己" に対応
するリンパ球は作動しないようしくまれているのですが，そのしくみに破たん
をきたすと，先に述べた自己免疫病という病気が発生してしまうことになるの
です．

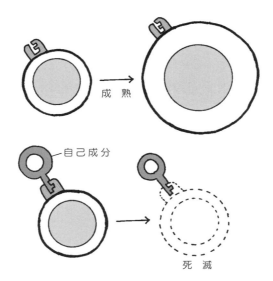

　図 2・5　自身のからだの成分に対応する抗原レセプターをもつリンパ球は，
　　発生の途中未熟な段階で周辺に存在する自己成分と反応してしまい死滅す
　　る．非自己成分に対応する抗原レセプターをもつリンパ球は対応相手が周
　　辺に存在しないからそのまま成熟する．したがって，自分のからだの成分
　　に反応するようなリンパ球は発生してこない

2・4　自然免疫

　獲得免疫ができるようになるにはかなりの日数を要します．リンパ球が相手に反応し，増殖し，実際に仕事ができるようになったり，抗体をつくったりするまでに時間がかかるからです．それまで侵入してきた微生物に対してなにもせずなすがままになっているわけにはいきません．そこで獲得免疫ほど強力でなくとも，とりあえず相手をなんとか退治しようとするしくみが存在するのです．これを**自然免疫**といいます．これからつくるのではなく最初から自然に備わっている抵抗力だからです．

　その一つは，**好中球**，**マクロファージ**といった，相手を自分の細胞内に取込んで処理する細胞のはたらきです．相手を食べて消化してしまうようにみえるので，この作用を**食作用**といい，これらの細胞はまとめて**食細胞**といいます（図2・6）．

　役割分担からいうと，一般の細菌を取込んで殺すのはおもに好中球の仕事で，老廃化した細胞や死細胞を取込んで消化して片付けたり，増殖は遅いけれども手ごわい結核菌のような特殊の細菌を処理したりするのは，おもにマクロファージの方です（図2・7）．ちなみにマクロファージという名前はマクロ

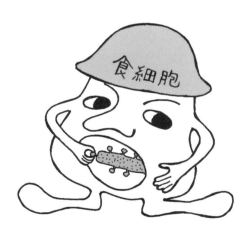

図 2・6　対象物を細胞の中に取込み，消化して処理する
細胞を食細胞という

（macro, 大きい）, ファージ（phage, 食べる）という言葉からきています. 好中球より大型で球状の核をもっています.

　食細胞についても"自己"の成分を相手にしてしまっては困ります. それでは食細胞はどのようにして, 相手が"非自己"で攻撃しなければいけない対象だと気づくのでしょうか.

　細菌や真菌（かびの仲間）などの微生物には哺乳類には存在せず, 微生物には普遍的に共通して存在するような物質があります. たとえば, 細菌や真菌（菌）のリポ多糖類, ペプチドグリカン, マンノース, アラビノマンナンなどです. ウイルスの核酸（DNA, RNA）も哺乳類のものとは異なっています. それらを**病原体関連分子パターン**とよんでいます. 抗原のようにそれぞれの微生物ごとに異なるのではなく, 微生物に共通して幅広く存在するような物質です.

　食細胞はそれらの物質を捕らえるレセプターをもっていて, 相手が"非自己"と察知し, 捕らえて取込みます. 哺乳類のからだにはそうした物質が存在しま

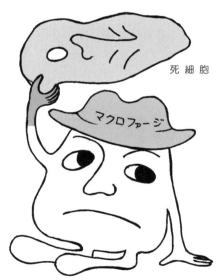

図 2・7　死細胞・老廃化した細胞や老廃化した組織片はもはやじゃまな存在であり, それらはマクロファージによって捕らえられ, 細胞内に取込まれて消化され, 処理される

せんから私たち哺乳類の食細胞は“自己”の成分を相手にしません．このレセプターを**パターン認識レセプター**といいます（図2・8）．糖に結合するタンパク質を**レクチン**といいますが，菌のマンノースに結合する**レクチン**やリポ多糖類などに結合する **Toll 様レセプター**（**TLR**，ハエには脂肪体という組織があり，Toll という分子で細菌物質に反応し，抗菌ペプチドを産生します．その Toll に似ているのでこの名前が付いています）などがパターン認識レセプターになっています．食細胞が相手を捕らえ細胞内に取込むにはおもにレクチンに属するレセプターが使われ，TLR は細胞の活性化にかかわっています．レクチンでも dectin，mincle など一部のものには細胞活性化作用もあります．なお，食細胞などには細胞内にも細胞膜を陥入させてつくった小胞（エンドソーム）に一部の TLR，細胞質に RLR，NLR とよばれるパターン認識レセプターなどが存在し，ウイルスの核酸などを察知してインターフェロン（ウイルスの複製を抑える物質）や炎症をもたらす物質の産生など，細胞のはたらきを導きます．

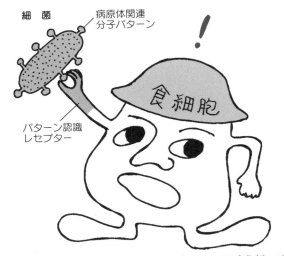

図 2・8　微生物には，微生物間には普遍的に存在するが哺乳類には存在しないような分子が存在し，それを病原体関連分子パターンという．食細胞にはそれを捕らえるレセプターがあるので，微生物は処理すべき相手であるということを察知することができる

そのほか，マクロファージにはホスファチジルセリンなどの死んだ細胞の表面に存在する物質を捕らえるレセプターもあります．

補体とよばれるタンパク質も自然免疫を担います．補体は酵素により分割されると活性型となり細胞膜に孔をあけ，細胞を破壊する作用を示します．大変物騒なタンパク質ですが，私たちのからだの細胞には作用しないようなしくみになっています．活性型にさえならなければ危険ではありませんし，たとえ活性型になっても私たちのからだの細胞はそれから身を護る分子をもっているからです．

それでは細菌に対してはどうして補体が細菌を破壊する作用を示すのでしょうか．それは細菌の表面にはリポ多糖類，ペプチドグリカンのような補体を活性型に誘導する物質が存在するからです．また細菌の表面のマンノースにはマンノース結合レクチンが反応し，それに付着している酵素の作用で補体を活性型に変えます．そのような機序でも細菌が破壊されます．また，細菌は"非自己"ですからB細胞はその抗原に反応し抗体をつくります．細菌に結合した抗体によっても補体は活性化され細菌を攻撃します．補体のはたらきで細菌を破壊することを**免疫溶菌**といいます（図2・9）．

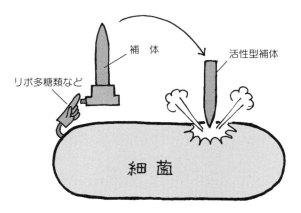

図 2・9 補体というタンパク質は細菌表面の物質（リポ多糖類など）によって活性型となり，その細菌の細胞膜に孔をあけ細菌を破壊する

2・5 獲得免疫のリンパ球と自然免疫のリンパ球

　ひと口にリンパ球といっても，いろいろな種類があることがわかっています（図2・10）．血液中のリンパ球のうち70〜80%が**T細胞**，10〜20%が**B細胞**，**NK細胞**が5〜10%ぐらいを占めています．このうち抗原レセプターをもつのはB細胞とT細胞とだけです．B細胞の抗原レセプターはそのB細胞がつくる抗体と全く同一のものです．抗体はタンパク質としてはグロブリンに属し免疫のはたらきをしますから**免疫グロブリン**ともよばれます．すなわちB細胞の抗原レセプターは免疫グロブリンです．T細胞の抗原レセプターは2本のペプチド鎖でできていて**T細胞レセプター**といいます．α鎖，β鎖からなる$\alpha\beta$

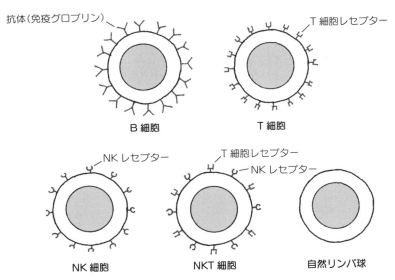

図 2・10 リンパ球はB細胞，T細胞，NK細胞，NKT細胞，自然リンパ球にわけられる．B細胞の抗原レセプターはそのB細胞がつくる抗体（免疫グロブリン）と同じ分子である．T細胞の抗原レセプターはT細胞レセプターとよばれる．NK細胞には抗原レセプターがないが，細胞がストレスを受けたときなどに表出される物質やMHCクラスI分子に対するレセプターがありNKレセプターという．NKT細胞は限られた種類のT細胞レセプターとNKレセプターとをもつ．自然リンパ球は抗原レセプターをもたない

型と γ 鎖, δ 鎖からなる γδ 型とがありますが, 多くの T 細胞は αβ 型の抗原
レセプターをもっています.

　ウイルスは細胞内に侵入し, 自らを解体し, その核酸を細胞内で複製して増
殖する微生物です. そのウイルスを退治するには感染細胞をまるごとつぶす必
要があります. ウイルス感染細胞を破壊しウイルスの増殖を抑える仕事をする
のはおもに T 細胞です. T 細胞は感染細胞のウイルス抗原に反応して感染細胞
を破壊します.

　ところでこのような T 細胞が実際にはたらけるようになるには, 先に述べ
たように数日かかります. 急場に間に合いません. そこで **NK 細胞**の出番とな

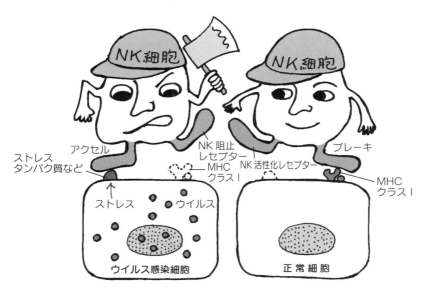

図 2・11　NK 細胞はウイルス感染細胞や腫瘍細胞などが表出する物質（細胞がス
　トレスを受けたときつくる物質など）に反応し, NK 細胞を活性化して相手の細
　胞を傷害するように仕向ける NK 活性化レセプターと, MHC クラス I に反応し
　NK 細胞がはたらくのを止める信号を送る NK 阻止レセプターをもつ. 正常細胞
　はストレス由来物質などを欠くし, MHC クラス I をよく表出しているので NK
　細胞の傷害作用を受けない. ウイルス感染細胞などは標的分子を表出する一方,
　MHC クラス I の表出が低下しているので, NK 細胞の作用を受け破壊される

ります．NK細胞は抗原レセプターをもっていません．それではどうして相手を攻撃すべき対象と判断するのでしょうか．NK細胞にはウイルス感染細胞などストレスを受けた細胞が表出する物質と結合するレセプターがあります．それを用いてそうした物質をもたない非感染細胞とそれをもつ感染細胞とを区別するのです．

　また，NK細胞はMHCクラスI分子に対するレセプターをもっています．MHCとはどのような分子かはいずれ詳しく述べますが，臓器移植の拒絶反応にかかわる分子です．正常な細胞は例外（赤血球など）を除きほとんどの細胞がMHCクラスIを表出しています．そしてそれに対するレセプターはMHCクラスIを察知すると，その相手を攻撃するなという情報をNK細胞に伝えます．ですからMHCクラスIをよく表出している正常な細胞はNK細胞の攻撃を受けにくいことになります．一方ウイルス感染細胞ではMHCクラスIの表出が低下しますからNK細胞の攻撃を受けることになります．このようにNK細胞は二つのレセプターで相手が破壊すべき細胞か正常な細胞かを見極めているのです．これらのレセプターを**NKレセプター**といいます．アクセルとブレーキをもっていて，ストレスに由来する物質などを見付けたらアクセルを踏み，MHCクラスIを見付けたらブレーキを踏むと考えたらよいでしょう（図2・11）．こうしてNK細胞は自然免疫を営んでいるのです．

　NKT細胞はNKレセプターとT細胞レセプターとの両方をもっているようなリンパ球です．ただしこのT細胞レセプターは特定の糖脂質にしか反応しないので，その物質に出会ったときしかはたらきません．その意味で獲得免疫にかかわるT細胞とは異なります．むしろ自然免疫を担っているといえます．その役割については§5・4で説明します．

　NK細胞のほかにも抗原レセプターをもたないリンパ球があり，**自然リンパ球**といいます．他の細胞のつくるサイトカインという物質の作用で活性化され仕事をします．最初から充分にはたらきますが，二度目の相手にはより強い反応をするという性質はなく，自然免疫としてはたらきます．自然リンパ球のはたらきについては§5・5で述べます．

2・6　獲得免疫は自然免疫を強める

　獲得免疫と**自然免疫**とは，感染の初期には自然免疫がはたらき，その後は獲
得免疫がはたらいて仕上げをするのですが，それぞれ互いに別々に行動するわ
けではありません．獲得免疫がはたらき始めると，その助けを得て自然免疫は
より効率よく，より強くはたらけるようになります．抗体がつくられるように

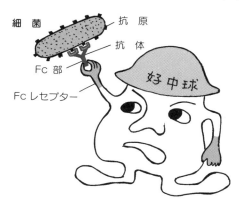

　図 2・12　好中球の表面には IgG クラスの抗体の Fc 部をつかまえる Fc
レセプターがある．したがって抗体の結合している細菌はそのレセプ
ターを介して細菌を容易に捕らえることができる

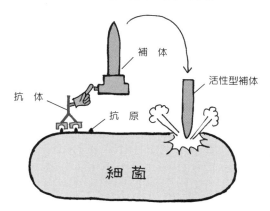

　図 2・13　細菌の細胞膜上の抗原に抗体が結合，その抗体は補体を活性
化する．活性型補体はその細菌の細胞膜に孔をあけ細菌を破壊する

なって，それが細菌に結合すると好中球が細菌をつかまえる効率が非常に高まります．それは好中球の表面には抗体分子の根元の部分（Fc部）を捕らえる**Fcレセプター**が存在し（抗体分子の構造については§3・1で詳しく述べます），細菌に結合している抗体を介して容易に細菌を捕らえられるようになるからです（図2・12）．表面に莢膜をもつ肺炎球菌などはそのままでは好中球がつかまえることができないのですが，抗体が結合すればそれが可能になるのです．この抗体のように食細胞の食作用を助ける物質のことを**オプソニン**といいます．

補体を活性型にするはたらきも抗体により効率よく行われます．細菌に抗体が結合するとそのFc部に結合することによって補体は自らを分割して活性型に変わるのです（図2・13）．これは細菌多糖類などによる活性化よりもはる

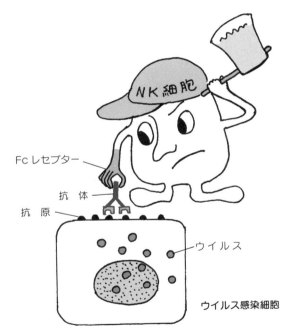

Fc レセプター
抗　体
抗　原
ウイルス
ウイルス感染細胞

図 2・14　細胞表面に抗体が結合すると，抗体のFc部を捕らえるレセプターをもったNK細胞が抗体を介して細胞に反応し，細胞を破壊する．この作用を示すときNK細胞はK細胞とよばれる

かに効率よく機能し，強力に細菌を破壊します．NK 細胞も Fc レセプターを
もっていて，抗体の結合している細胞に作用し相手を破壊します．このような
型で細胞を傷害するような NK 細胞は **K 細胞**ともよばれます（図 2・14）．

　マクロファージは普段は老廃化した細胞や組織，異物などを取込んで消化し，
処理するといったいわば掃除屋としての仕事をしています．ですからその場合
殺菌物質をつくって相手に作用させるといったような力仕事はする必要があり
ません．しかし細菌をつかまえて取込んだときにはそんなにのんきにしておれ
ません．力をふりしぼって殺菌物質などをつくって相手を処理しないといけま
せん．細菌に対しては死んだ細胞とはどこが違うからマクロファージは目を覚
ますのでしょうか．先に述べたように細菌には病原体関連分子パターンがあり

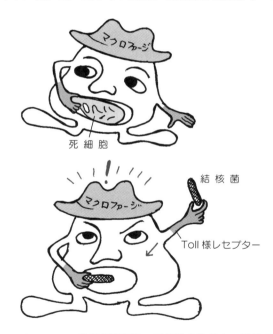

　図 2・15　マクロファージが老廃細胞・死細胞を取込んで消化するときは
　　特に活性化されない（上）．細菌を取込むときは，細菌は病原体関連分子
　　パターンをもつのでそれに Toll 様レセプターなどで反応して活性化され，
　　十分な殺菌物質をつくる（下）

ます．マクロファージはそれにToll様レセプターなどで反応します．Toll様
レセプターは細胞に目を覚ますようにという信号を送るのです（図2・15）.

　しかし，Toll様レセプターで十分反応できなかったりして目覚まし時計が不
十分なこともあります．そのようなとき，細菌は死ぬどころかマクロファージ
の中で増殖したりします．そこでT細胞の出番となります．細菌の抗原と反
応し，増殖し成熟したT細胞はインターフェロンγなどの物質を産生してそれ
をマクロファージに作用させ，マクロファージを活性化するのです（図2・16）.
T細胞が十分はたらかないと結核菌などは退治することができないのです．す
なわち，獲得免疫を行うT細胞がはたらき始めると自然免疫を行うマクロ
ファージのはたらきが強まるというわけです．

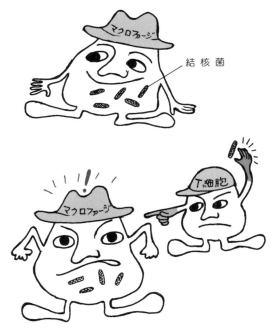

図 2・16　マクロファージは結核菌を取込んでもぼんやりしていることが
　　ある（上）．そんなとき結核菌抗原に反応したT細胞が，マクロファージ
　　を活性化して，殺菌を行わせる（下）

2・7　自然免疫は獲得免疫を助ける

● T細胞への抗原提示

　B細胞は微生物などの抗原そのものに抗原レセプターで結合し反応を起こします．そのB細胞がつくった抗体も抗原そのものに結合します．ところがT細胞の場合は少し様子が異なります．自然免疫にかかわっている他の細胞の手助けが必要なのです．ここでT細胞がどのようにして抗原レセプターで抗原に反応するのかについて説明します．少し複雑な話になりますが，基本的なことですので，がまんして少し付き合って下さい．

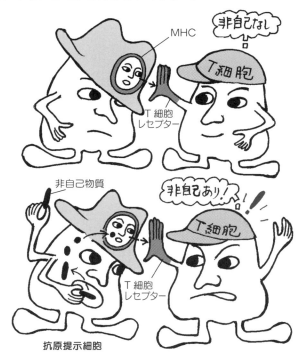

図 2・17　T細胞は抗原単独に反応するのではなく，その個体（自己）のMHC分子と抗原との組合わせに反応する．表面に抗原を結合したMHC分子をもち，T細胞の反応を助ける細胞を抗原提示細胞という．抗原提示細胞上のMHC分子に何も組合わさっていなければ反応しない（上）．もし非自己物質（抗原）がMHCに付着していれば，非自己の侵入があったと察知し反応を開始する（下）

　T 細胞は T 細胞レセプターで **MHC** 分子と抗原との組合わせに反応するのです（図 2・17）．MHC とは主要組織適合複合体（major histocompatibility complex）の頭文字をとった名称ですが，同種（同じ種属の動物）間で臓器移植をしたとき拒絶反応の対象となるおもな抗原のことです．臓器の細胞には MHC 分子が表出されています．そして MHC には個人差がありますので，他人の細胞が侵入してきたときそれを“非自己”と感じて反応を起こすのです．T 細胞には他人の MHC に対応する抗原レセプターをもつものがあり，それが拒絶反応につながる反応を起こします．

　ところで，T 細胞は侵入してきた抗原について，その抗原と MHC 分子との組合わせに反応するのですが，その場合の MHC とは自分の MHC のことです．他人の MHC では無効です．このことを **MHC 拘束性** といいます．なぜそうなるのかというと，T 細胞が分化してくる段階で，未熟な T 細胞は周囲に存在する自分の細胞の自分の MHC に抗原レセプターで“部分的に反応する”ことによって増殖し生存するためと考えられています（**正の選択**）．自分の MHC と全く反応できないような抗原レセプターをもった T 細胞は生存することができず死滅してしまいます．一方，自分の MHC は“自己”ですから，それに“しっかり反応する”ような T 細胞は消去されねばなりません．自分の MHC とぴったりかみ合う抗原レセプターをもつものは周辺の自分の MHC に強く反応し自殺してなくなります（**負の選択**）．したがって自分の MHC とある程度かみ合うが，自分の MHC と完全にかみ合うことのない抗原レセプターをもったもの，すなわち自分の MHC ＋α に対応する T 細胞だけが生存し成熟することになるのです．

　抗原に直接反応するのではなくどうしてそのような面倒な反応の仕方をするのか考えてみましょう．MHC は自分と他人とで異なっています．個人識別に役立つ分子です．自分の MHC をもっている細胞は自分の細胞だということになります．“自己”と“非自己”とをしっかり区別するため，T 細胞はその個体の細胞を自分の MHC をもつことで，正常の細胞であり反応する必要がないと判断し，もしその細胞の自分の MHC に何か別のものが付着していたら異物の

侵入があると考え行動を開始するのではないでしょうか.

　MHC 分子にはクラス I とクラス II とがあり，MHC クラス I は赤血球など
の例外を別としてほとんどの種類の組織の細胞に表出されていますが，MHC
クラス II は**樹状細胞**（マクロファージに近縁の細胞で樹枝状の細胞突起をもつ
ところからその名がある），マクロファージ，B 細胞など限られた細胞にしか
表出されていません（図 2・18）．ちなみに，ヒトの MHC のことを HLA とい
いますが，HLA-A, HLA-B, HLA-C はクラス I に，HLA-DP, HLA-DQ, HLA-
DR はクラス II に属します．

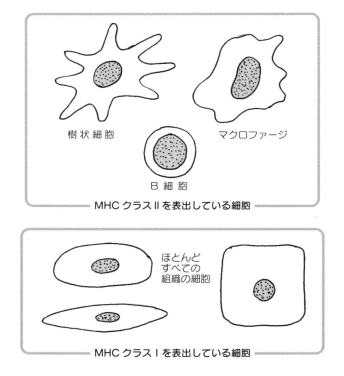

図 2・18　MHC クラス II を表出している細胞は樹状細胞，マクロファージ，
　B 細胞など特定のものに限られている．MHC クラス I は赤血球を除くほと
　んどの種類の細胞が表出している

　細菌など外界から侵入してきた物質は，樹状細胞やマクロファージがパター
ン認識レセプターでそれを捕らえ細胞の中に取込みます．その非自己物質（タ
ンパク質）は細胞膜でできた小胞（エンドソーム）の中に存在することになり
ます．小胞体に存在するMHCクラスⅡには将来抗原が結合する部分にIi鎖と
いう分子が結合していてふたがされています．そのことによって細胞内でつく
られたさまざまの物質が結合しないようになっています．そのMHCクラスⅡ
は小胞体を遊出して，外来物質を包み込んでいる小胞に達します．小胞中の非
自己タンパク質はタンパク質分解酵素により分解されてアミノ酸数10〜20個
ほどのペプチドとなり，一方MHCクラスⅡの方ではIi鎖がはずれます．ペプ
チド（抗原となるので**抗原ペプチド**という）はMHCクラスⅡに結合し，抗原
ペプチドを結合したMHCクラスⅡは細胞表面に移動し，表出されます．T細
胞はそれに反応するのです（図2・19）．

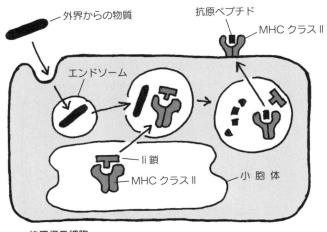

図 2・19　外界から侵入してきた抗原は抗原提示細胞がエンドソーム内に取
　込み，抗原ペプチドに分解し，小胞体から移行してきたMHCクラスⅡに
　付着し，細胞表面に表出される．したがってMHCクラスⅡを表出してい
　る細胞（樹状細胞など）が抗原提示細胞となる

　一方ウイルス由来のタンパク質など細胞内で合成された物質は細胞質の巨大タンパク分解酵素プロテアソームによって分解され抗原ペプチドとなります．抗原ペプチドは小胞体に運ばれてアミノ酸数 9 個ほどのものが MHC クラス I に結合します．抗原ペプチドを結合した MHC クラス I は細胞表面に移動します（図 2・20）．

　このように外界からきた抗原はエンドソームに存在するため MHC クラス II と結合し，細胞内で合成された抗原は MHC クラス I と結合して表面に表れることになります．したがって外来性の抗原は MHC クラス II をもつ樹状細胞などの特別の細胞でないと T 細胞に提示できません．そうした細胞を**抗原提示細胞**といいます．

　ところで T 細胞は表面に **CD4** 分子をもつもの（CD4$^+$）と **CD8** 分子をもつもの（CD8$^+$）とに大別できます．血液中では前者と後者の数の比が 2：1 程度です．そして CD4 は MHC クラス II に，CD8 は MHC クラス I に結合する性質があるため，T 細胞は分化の段階で CD4$^+$のものは MHC クラス II と抗原

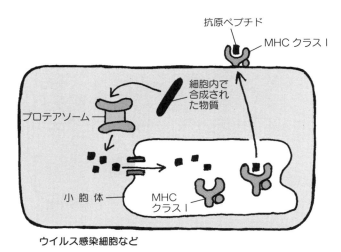

図 2・20　ウイルス抗原など細胞内で合成された抗原は細胞質でプロテアソームによって抗原ペプチドに分解され，小胞体に送られて MHC クラス I に付着し，細胞表面に表出される

ペプチドとの組合わせに，CD8$^+$のものは MHC クラス I と抗原ペプチドとの組合わせに反応するよう運命づけられます．したがって，外来性の抗原は MHC クラス II に結合して提示されるわけですから，それには CD4$^+$の T 細胞が反応することになります．逆にウイルス抗原のように細胞内で合成された抗原は MHC クラス I に結合して提示されますので，それには CD8$^+$の T 細胞が反応します（図 2・21）．

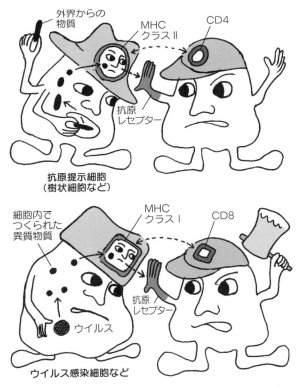

図 2・21　成熟 T 細胞は CD4 分子をもつもの（CD4$^+$）と CD8 分子をもつもの（CD8$^+$）とに大別される．CD4 は MHC クラス II に結合する性質があり，CD4$^+$ T 細胞は MHC クラス II に結合している外来性の抗原に反応する（上）．CD8 は MHC クラス I に結合する性質があり CD8$^+$ T 細胞は MHC クラス I に結合している内因性（細胞内で合成）の抗原に反応する（下）

このように外来性の抗原にT細胞が反応するためには，樹状細胞とかマクロファージとか本来自然免疫を担う細胞が抗原物質を細胞内に取込み，処理し，できた抗原ペプチドをMHCクラスⅡに結合させてT細胞に提示する必要があるのです．

● 自然免疫細胞の産生物質によるB細胞・T細胞の反応補助

樹状細胞やマクロファージはさまざまの活性物質を分泌してT細胞やB細胞に作用させ，その増殖や生存を助けることもしています．また，さまざまの組織に存在する線維芽細胞（コラーゲンなどの線維を産生して基質を形成する細胞）や血管内皮細胞（血管の内壁を形成する細胞）も微生物物質に反応して活性物質を分泌し，T細胞をその部分により寄せたり，反応を高めたりします．ウイルスの核酸に反応したマクロファージ，樹状細胞，線維芽細胞などはインターフェロンという物質を分泌しますが，それはウイルスの増殖を抑える作用のほか，T細胞がウイルス感染細胞を破壊するはたらきを増強する作用を示します．樹状細胞，マクロファージのつくるインターロイキン12（IL-12）というタンパク質は，抗原と反応したT細胞にインターフェロンγをつくるように仕向けます．また，B細胞は抗原と反応しただけでは抗体を産生しないことが多く，T細胞（B細胞を助けるのでヘルパーT細胞といいます）の助けが必要なのですが，樹状細胞，マクロファージ，上皮細胞（皮膚や粘膜の表面の細胞）などがつくるBAFFというタンパク質の作用はヘルパーT細胞の代わりに抗体産生を可能にします．

以上のように自然免疫がはたらくことによって獲得免疫が発動しやすくなり，またそのはたらきが高められているのです．

3 抗体とは

　抗体が獲得免疫として重要なはたらきをしていることについて述べましたが，抗体とはどのような分子でどのようなはたらきをするのか，少し詳しくみてみましょう．

3・1　抗体の分子構造

　抗体はグロブリンに属するタンパク質です．免疫のはたらきをするグロブリンですので**免疫グロブリン**ともいいます．抗体は長短2本ずつの4本のペプチド鎖（多数のアミノ酸がつながってできた鎖）でつくられています（図3・1）．長い方は **H 鎖**（heavy chain，重鎖），短い方は **L 鎖**（light chain，軽鎖）といいます．H 鎖と L 鎖とは2個の硫黄原子の結合（S–S 結合，ジスルフィド結合）によってつながっており，H 鎖と L 鎖が対になっている部分を **Fab** といいます．H 鎖どうしも S–S 結合をしていて，H 鎖のみで対になっている部分を **Fc** といいます．

　それぞれのペプチド鎖もまっすぐに伸びているわけでなく，S–S 結合により何箇所かでループ状になっています．それらループ状の部分をドメイン（領域）といいます．H 鎖，L 鎖の最初のドメインの部分は抗体ごとにアミノ酸配列がさまざまですので，**V 領域**（variable region，**可変領域**）といいます．それぞれ H 鎖について V_H，L 鎖について V_L と記します．抗体は V_H と V_L の部分で抗原と結合します．対応抗原ごとに異なった抗体が結合するように，各抗体はこの部分のアミノ酸配列が異なっているわけです．他のドメインは **C 領域**（constant region，**定常領域**）といい，相手の抗原が異なっても抗体ごとの

大きな相違はありません．L鎖のものは C_L，H鎖のものは順番に C_H1，C_H2，C_H3 と記します．

　Fab の末端半分のところで抗原と結合するのですが，それとかみ合う相手はそれほど大きなものではないはずです．抗原となる物質は通常は大きな分子ですが，その中で抗体とかみ合う小さな部分を**抗原決定基**あるいは**エピトープ**といいます．大きな抗原物質は同じ抗原決定基をいくつかもっていたり（多価抗原），異なった抗原決定基を複数もっていたり（複合抗原）します（図3・2）．一つの抗原物質に，多価抗原の場合は複数の同一抗体が，複合抗原の場合は異なった何種類かの抗体が結合することになります．

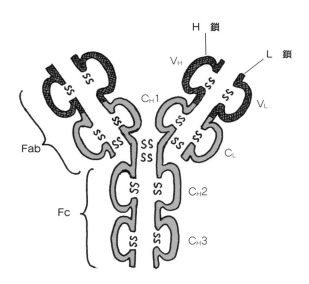

　図 3・1　抗体分子は2本の長いペプチド鎖（H鎖）と2本の短いペプチド鎖（L鎖）とから成る．各鎖は直線ではなく所々 S–S 結合によりループ状になる．このループ状の部分をドメインという．H鎖とL鎖が対をなす部分を Fab といい，二つある．H鎖どうしが対をなす部分を Fc という．Fab の末梢部のドメインは抗体ごとにアミノ酸配列が異なる．それぞれを V_H，V_L ドメインといい，この部分で抗原と結合する．他の部分のアミノ酸配列は抗体ごとにほとんど差がなく，それぞれ $C_H1 \sim C_H3$，C_L と記す

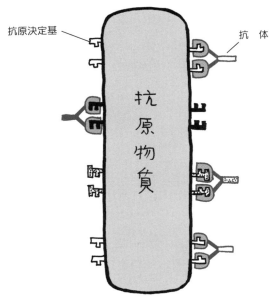

図 3・2 抗原物質のうち抗体がかみ合って結合できるのはその一部分である。その部分を抗原決定基という。一つの抗原物質上に同じ抗原決定基が複数存在したり、異なった抗原決定基がいくつか存在したりする

3・2 抗体のはたらき

● 中和と凝集

　抗体は抗原と1対1で特異的に結合します。このことだけでもからだを護る役に立つ場合があります。細菌の出す毒素に対する抗体は毒素に結合しその毒性作用を失わせます。ウイルスに対する抗体はウイルスに結合しウイルスが細胞に感染する能力を失わせてしまいます。このように毒素やウイルスのはたらきを失わせてしまうはたらきを**中和反応**といい、その仕事をする抗体を**中和抗体**といいます。

　粘膜表面の抗体は細菌が侵入してくるとそれに結合しますが、結合部を二つ

もっているので二つの細菌を結びつけることができます．こうしていくつかの細菌は抗体によって結びつけられ塊となって動きが封じられ，からだの中に侵入する能力を失い，体外に排泄されてしまいます．これを**凝集反応**といいます（図3・3）．そしてその仕事をする抗体のことを**凝集素**といいます．

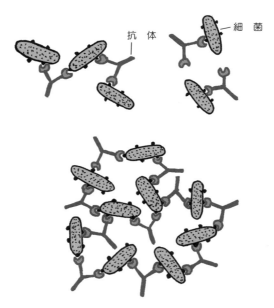

図 3・3　抗体は抗原との結合部を二つもつし，細菌は表面に抗原決定基を複数もつので，細菌どうしは抗体によって結びつけられ凝集する

● **食作用促進**

　好中球やマクロファージの表面には抗体のFc部をつかまえる**Fcレセプター**があります．先にも述べましたように，このレセプターによって食細胞は抗体の結合している細菌などを容易に捕らえることができます（図2・12）．すなわち抗体は食細胞が細菌などを捕らえ細胞内に取込む過程を大いに促進するのです．このように食作用を促進することを**オプソニン化**といい，そのはたらき

をする抗体のことを**オプソニン抗体**といいます。Fc レセプターがつかまえる部分は抗体の C_H3 の部分です（図 3・4）。

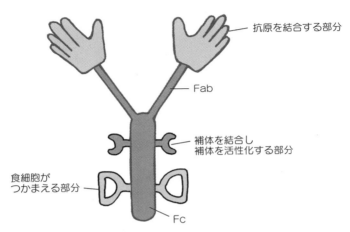

抗原を結合する部分

Fab

補体を結合し補体を活性化する部分

食細胞がつかまえる部分

Fc

図 3・4 抗体は Fab を二つもちその先端部で抗原に反応する。抗原と結合すると構造変化をして Fc 部に補体結合部，食細胞（好中球，マクロファージ）結合部が出現する

　ところでこの Fc レセプターは抗原と結合した抗体は捕らえますが，そのままの抗体は捕らえません。このことは大切なことです。抗体は周辺にたくさん存在しますから未反応の抗体が食細胞の Fc レセプターにどんどん結合してしまいますと，すべての手がうまった状態になり，細菌が侵入してきてそれに抗体が結合してももはやそれをつかまえることができなくなってしまいます。ですから細菌などに結合ずみの抗体だけを捕らえるようになっているのです。抗体は抗原に結合するとその分子構造に変化が生じます。Fc レセプターは構造変化した Fc 部を捕らえるのです。

● **補体の活性化**

　抗体は**補体**を活性化するはたらきをもっています。補体系には 20 種ほどのタンパク質が属していますが，補体成分とよばれているものは 9 種あり，第 1

成分は C1 のように記します．以下それぞれの成分は C2, C3, C4…と記します．

　抗体が細菌などに結合すると，その相手に結合し構造変化をした抗体の Fc 部 C_H2 のところに C1 が結合し（図 3・5），活性化されて酵素活性を示すようになり C4 を分割し C4a と C4b にします．C4b に結合した C2 は活性化 C1 により分割され C2a と C2b とになり，C4b・C2a 複合体は酵素としてはたらき C3 を C3a と C3b とに分割します．C4b・C2a・C3b 複合体も酵素としてはたらき C5 を分割し C5a と C5b とにします．C5b には C6 以降が結合していき C5b・C6・C7・C8・複数の C9 はドーナツ状の構造をつくり，細胞膜に孔をあけて細菌や細胞を破壊します（図 3・6(C)）．このドーナツ状構造を**膜侵襲複合体**といいます．このように C1 から始まる補体活性化のドミノ反応を**補体活性化の古典経路**といいます．

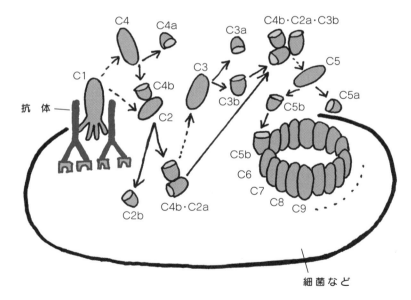

図 3・5　補体活性化の古典経路　細菌表面の抗原に結合した 2 分子の抗体の Fc 部で C1 が活性化され C4 を分割，C4b に結合した C2 も分割する．C4b・C2a 複合体は C3 を分割，C4b・C2a・C3b 複合体は C5 を分割する．C5b に C6, C7, C8, C9 が会合していく

　補体による細胞膜破壊作用が至るところで生じ，からだの細胞が傷害されては困ります．補体の活性化は細菌などに結合した抗体によって導かれますから，抗体の結合した相手の所で生じます．正常なからだの細胞には抗体がつくられませんから，補体の作用を受けることもありません．抗体がつくられるのは“非自己”の細胞に対してですので，細菌など“非自己”の細胞が補体の攻撃を受けることになります．

　それでは細菌が侵入してきても抗体がつくられるまでは補体がはたらかないのでしょうか．先にも述べましたが，細菌の表面にはマンノースという糖があります．血液中にそれに結合するレクチン（マンノース結合レクチン）があり，それが細菌に結合します．このレクチンにはセリンプロテアーゼという酵素が付着していて，細菌に結合したところでC4を分割し前記C4以降のドミノ反応を誘導します．これを**補体活性化のレクチン経路**といいます．

　C3の一部は自然に分子構造に変化を起こしています．それにB因子が結合し，C3に結合したB因子はD因子の酵素作用で分割されBaとBbになります．C3・Bb複合体は酵素としてはたらきC3を分割してC3aとC3bにします．C3bに結合したB因子はD因子の作用で分割され，C3b・Bbがつくられます．このような現象が常に起きているのですが，からだにはC3bを直ちに分解してしまうH因子，I因子があり，問題は起きません．ところが細菌の表面に存在するリポ多糖体・ペプチドグリカン・ザイモサンなどは細菌に付着したC3bをH因子，I因子から護るはたらきをし，残存したC3b・Bb複合体はさらにC3，C5を分割して反応が先に進みます．すなわち細菌物質などはC3以降の補体の活性化を誘導するのです．これを**補体活性化の第二経路**あるいは**代替経路**とよんでいます．

　補体には膜侵襲複合体を形成して細菌などの細胞を破壊するはたらきがあると述べましたが（図３・６(C)），そのほかの作用もあります．

　C3bが細菌に結合しますと，食細胞の表面には補体レセプターがありますので，食細胞は細菌をつかまえやすくなります（図３・６(A)）．すなわちC3bには**オプソニン**としてのはたらきがあります．

　C5a や C5b・C6・C7 複合体は白血球をよび寄せる**走化性因子**としてのはたら
きをします（図 3・6(B)）．細菌の侵入部で補体が活性化されるとその部分に
白血球を集めることに役立つわけです．

　C3a, C5a は血液中の好塩基球に作用してヒスタミンを放出させます（図 3・6

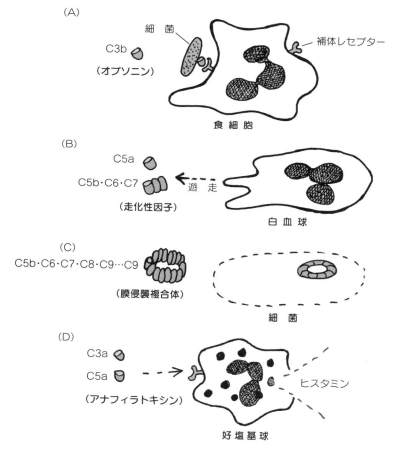

図 3・6　活性化補体成分の作用．（A）C3b は細菌に結合し，食細胞の食菌
　　を助ける．（B）C5a, C5b・C6・C7 複合体（C$\overline{5b67}$）は白血球をよび寄せる．
　　（C）C5b, C6, C7, C8, 複数の C9 の複合体（C$\overline{5b6789}$）は細菌膜に孔をあける．
　　（D）C3a, C5a は好塩基球からヒスタミンを放出させる

(D)）．ヒスタミンには細血管拡張作用があり，全身の細血管が拡張すると血液が末梢部に停滞し血圧が下ってショック状態になります．またヒスタミンは気管支の平滑筋を収縮させ気道を細くして呼吸困難をもたらします．こうした重い症状を**アナフィラキシー**といいますが，時として補体の活性化はアナフィラキシーの原因にもなります．そこで C3a, C5a のことを**アナフィラトキシン**（トキシンは毒の意味）といいます．この反応はからだの一部で生じた場合にはヒスタミンにより血管の透過性を高めて白血球の血管外遊出を助けたりして微生物の防御に役立っているものと思われます．

　活性化補体は大変物騒な存在なので，からだをそれから護るしくみが備わっています．血液中には C1r, C1s（C1 は C1q, C1r, C1s の 3 個から成る）を不活性化する C1 阻止因子，C3b を分解する H 因子と I 因子，C4b を分解する I 因子，C3a や C5a を分解するアナフィラトキシン不活性化因子，C5b・C6・C7 を不活性化する S 因子などがあり，活性化された補体が他に害を及ぼさないよう直ちに消去しています．また細胞の表面には C4b, C3b から先への反応を阻止する DAF という分子や，C8 から先への反応を防ぐ HRF という分子などが存在し，細胞が補体により破壊されるのを防いでいます．

　このように補体は細菌を破壊したり，食細胞のはたらきを助けたりして，特に細菌・真菌の防御に役立っています．補体の活性化を導く抗体を**補体結合抗体**といいます．細菌に結合する抗体を含む血清をその細菌に反応させると溶菌が生じます．血清には補体が存在するからです．ところが血清を 56℃ で処理すると，細菌を凝集する反応は起きるので抗体のはたらきは残っているのにもかかわらず，溶菌作用は失われます．それは補体が熱に弱いからです．このように補体は抗体のみではなしえない溶菌など抗体の仕事を補佐する役目をもつ物体なので "補体" という名が付いたのです．

3・3　免疫グロブリンのクラス

　抗体分子の C 領域はどの抗体もほとんど同じだと述べたのですが，実は H鎖 C 領域の少しずつの違いで大きく五つの種類に分けられます．免疫グロブ

リンの英語は immunoglobulin ですがその頭文字 Ig をとって，C 領域の違いに
よってそれぞれ IgA, IgD, IgE, IgG, IgM とよびます．それらを**免疫グロブリン
のクラス**といいます．

　抗体産生細胞が抗体をつくるとき，最初は H 鎖 C 領域（C_H）が IgM のもの
をつくりますが，ついで IgG や IgA のものにつくりかえるのです．これは V
領域の遺伝子に IgM の C 領域の遺伝子がつながっていたものが IgG の C 領域
の遺伝子などにつなぎかわることによっています．これを免疫グロブリンの**ク
ラススイッチ**といいます（図 3・7）．V 領域は変わりませんから，同じ抗原に
対応する抗体がクラスだけ変わるのです．同じ抗原に対する抗体でも異なった
クラスの抗体がつぎつぎとつくられることになります．さらなる C_H の違いに
より，IgG には IgG1 〜 IgG4 の四つのサブクラスが，IgA には IgA1, IgA2 二
つのサブクラスがあります．

　L 鎖の C 領域には 2 種類あり，κ 型か λ 型のいずれかのものがつくられます．
これはつくりかわることはありません．したがって同じ IgM の抗体でも κ 型
と λ 型の 2 種があることになります．IgG についても同じです．

　C_H 領域が変わることによって生じた各クラスの抗体は互いに少し異なった
性質やはたらきを示します．それはそれぞれのクラスごとに C_H 部分が結合で
きるレセプターが異なること，補体を結合する力が異なるなどによります．

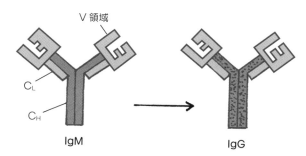

図 3・7　B 細胞は抗原と反応したのち，H 鎖の C 領域（C_H）をつくりかえること
によって免疫グロブリンのクラスを変える．最初は IgM をつくるが，IgG, IgA,
IgE などにつくりかえる．可変領域は変わらないので，対応抗原は同一である

● IgG

IgG は血液中で最も多い免疫グロブリンで，半減期が 3 週ほどと一番長いこと，ヒトでは胎盤を通して母親の血液から胎児の血液へと移行する唯一の抗体であることなどの特徴をもっています.

ウイルスや細菌外毒素の中和，オプソニン化，補体の活性化の機能も優れています. 胎盤を経由して母から児へ移行した抗体を**移行抗体**といいます. それぞれの微生物に対して母親がもっている抗体の量にもよりますが，麻疹など長いものでは生後数カ月にわたって児を感染から護ることに役立ちます. サブクラスとしては IgG1 が最も多く，IgG2 がそれに次ぎ，IgG3 と IgG4 はわずかです. ウイルスや細菌外毒素などタンパク質に対する抗体はおもに IgG1，IgG3 で，細菌表面などの多糖類に対する抗体はおもに IgG2 です.

● IgM

IgM は抗体の基本構造のものが五つ集まった五量体の形でつくられます（図 3・8 左）. したがって最も分子量が大きい免疫グロブリンです. クラススイッチは B 細胞が抗原と反応したあと一定の過程を経て起きるので，まず最初につくられるのは IgM クラスの抗体です. また個体の発生過程で最初につくられるのも IgM クラスの抗体です. そのため胎児が感染を受けたりしてつくる抗体は IgM が主体になります.

補体の活性化は C1 が抗体 2 分子の Fc に結合することによって開始されます. したがって IgG の場合二つの抗体が近接して抗原物質に結合する必要があります. 一方 IgM は 1 分子中に Fc を五つもっていますので，効率よく補体を活性化します. また細菌どうしを結びつけて凝集させる機能も，抗原と結合する部分を 10 個もっていること，片方の端の抗原結合部と反対側の抗原結合部との間の距離が長いので，かなり離れている細菌どうしも結びつけられることなどにより凝集反応を起こす能力も高いという特徴をもっています.

● IgA

IgA は血液中で IgG についで多い免疫グロブリンですが，1 日に産生される量は各クラスの中で一番多いのです. 私たちのからだの表面は角質が発達して

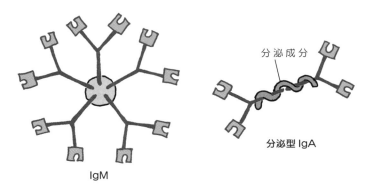

IgM

分泌成分

分泌型 IgA

図 3・8 IgM は五量体の形をしている．粘膜上に分泌される IgA は二量体で，
分泌成分というペプチドの結合を受けている

いて丈夫な皮膚という表皮細胞でできた膜で覆われているのですが，口，鼻，
のど，気管支，消化管，尿管，尿道，腟などの内腔の表面は角質のない**粘膜**と
いう膜で覆われています．この膜を形成する細胞を粘膜上皮細胞といいます．
また，この粘膜の表面に分泌されて存在する液体を**粘液**といいます．IgA の多
くは唾液，気道・腸管などの表面の粘液中に分泌され，粘膜表面での微生物な
どの侵入阻止に役立っています．

　粘膜下の抗体産生細胞がつくる IgA は二量体の形をしています．粘膜上皮
細胞にはその Fc 部を捕らえるレセプターがあり，それで二量体 IgA をつかま
え，細胞内を移動させ，粘膜上に分泌させます（図3・9）．このとき Fc 部に
はそのレセプターペプチドが結合したままになっており，このペプチドは分泌
に関係しているところから**分泌成分**とよばれます（図3・8右）．そして分泌成
分の結合した IgA のことを**分泌型 IgA** といいます．

　二量体 IgA，分泌成分には糖鎖が多く付着しているためタンパク分解酵素に
抵抗性で，酵素が多く含まれる粘膜上の粘液中でも安定に機能を果たすことが
できるのです．血液中の IgA には単量体が多く，分泌成分も結合していませ
んから，粘膜上に出てきてもすぐに壊されてしまいあまり役に立ちません．多
くの微生物は粘膜を経由してからだの中に侵入してきます．その侵入門戸にお

ける防波堤として分泌型 IgA は重要なはたらきをしているのです．母乳中の分泌型 IgA はそれを飲んだ赤ちゃんの気道や消化管表面での感染防御に役立ちます．

● IgE

IgE はその Fc 部で**マスト細胞**（肥満細胞ともいいますが人間の肥満とは関係ありません），**好塩基球**の表面にどんどん結合してしまうという特別の性質があります．これらの細胞の表面には IgE の Fc 部を強くつかまえるレセプターが存在するからです（図3・10，IgG をつかまえるレセプターとは別のものです）．そのマスト細胞に結合している IgE に対応抗原が反応しますとマスト細胞は目を覚ましてその細胞質顆粒からヒスタミンなどを放出したり，ロイコトリエンなどの物質を合成して放出したりします．

ヒスタミンやロイコトリエンには気管支の平滑筋を収縮させて呼吸困難をも

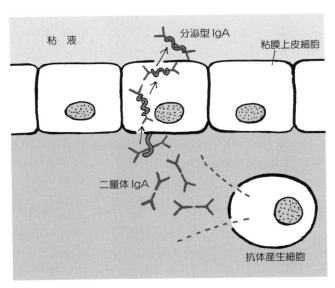

図 3・9　粘膜上皮細胞下の抗体産生細胞から産生された IgA は二量体で，上皮細胞はその Fc 部を捕らえるレセプターで IgA をつかまえ，細胞内を転送して粘膜表面（内腔）へと分泌させる．レセプターは分泌成分として結合したまま残っている

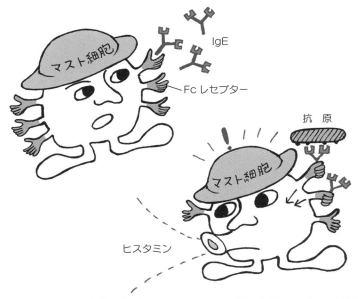

図 3・10 マスト細胞の表面には IgE の Fc 部を捕らえるレセプターがあり
　　IgE を結合する．マスト細胞に結合している IgE が抗原と反応すると，そ
　　の刺激でマスト細胞はヒスタミンなどを放出する

たらしたり（気管支ぜんそく），鼻粘膜の神経を刺激して大量の鼻汁を分泌さ
せたり（アレルギー性鼻炎），皮膚の血管の拡張による発赤，血管透過性の亢
進による膨疹，神経の刺激によるかゆみをもたらしたり（じんま疹）といった
アレルギー症状を誘導する作用があります．

　すなわち IgE クラスの抗体はアレルギーの原因となっている抗体なのです．
血液中には微量にしか存在しないのですが，大変な事件を起こす可能性がある
のです．詳しくはアレルギーの章（第 11 章）で説明しますのでそちらを参照
して下さい．こうした反応ももともとは“非自己”の処理に役立つものだった
のでしょうが，結果としてかえって不都合をもたらしてしまうのです．

● IgD

　IgD は血液中にも微量にしか存在しません．その役割は不明です．

4 サイトカインとは

　細胞が産生・分泌するタンパク質で，それに対応するレセプター（受容体）をもつ細胞に作用し，その細胞の増殖・分化・機能発現などを誘導するものを広く**サイトカイン**とよんでいます（図4・1）．リンパ球がつくるものを**リンホカイン**，単球がつくるものを**モノカイン**ということもあります．サイト（cyte）は細胞，リンホサイト（lympho-cyte）はリンパ球，モノサイト（mono-cyte）は単球のことです．カイン（kine）は作動物質の意味です．

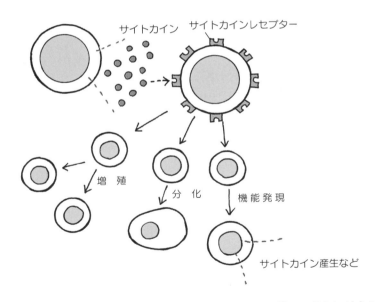

図 4・1　サイトカインは細胞から分泌されるタンパク質で，それに対するレセプターをもつ細胞に作用し，その細胞を増殖させたり，分化させたり，機能を発現させたりする

　サイトカインは常時産生されているものと，必要に応じ細胞が活性化されて産生されるものとがあります．未熟血液細胞を増殖させて常時血球を供給することに役立っているようなものは前者ですし，抗原が侵入してきたときリンパ球を増殖させるようなものは後者です．

　サイトカインの作用相手は，自分自身のこと，近接する他の細胞のこと，遠隔部の細胞のことがあります．

　同一のサイトカインがいくつか異なった作用を示すことがあります．たとえばインターロイキン6（IL-6）はB細胞を抗体産生細胞に分化させる一方，血小板の生成を高めたりします．いくつかの異なった種類の細胞が同一のサイトカインに対するレセプターをもつことによります．また，異なる種類のサイトカインが同一の作用を示すことがあります．たとえばIL-2もIL-4もB細胞を増殖させます．それは，同一の細胞が複数のサイトカインおのおのに対するレセプターをもち，そのレセプターから同一の信号が細胞内に伝えられることによります．ある細胞のつくったサイトカインが他のサイトカインの産生を導き，あとのサイトカインが最初の細胞のはたらきを正にあるいは負に調節するフィードバック役をすることもあります．

　サイトカインは免疫細胞どうしが作用し合いダイナミックに免疫反応を営むことに重要なはたらきをしているのですが，個々のサイトカインがどのようなはたらきをするのかはそのつど触れることにして，ここではどのような種類のサイトカインがあるのか紹介しておきます．

● インターロイキン

　先にも述べましたように同じサイトカインが別のはたらきを示したり，別のサイトカインが同じはたらきをするので，はたらきの上から名前をつけると混乱が生じることになりました．そこでその遺伝子が同定され物質としての同一性が確認されたものについて**インターロイキン**（interleukin）の名のもとに番号を付してよぶようになりました．インター（inter）は間，ロイコはロイコサイト（leukocyte，白血球）に由来した言葉で，おもに白血球間で作用し合う

ところからインターロイキンと名付けられました．通常 IL と略記し，IL-1 の
ように番号をつけて表します．現在 30 以上が IL として分類されています．

● 炎症性サイトカイン

　マクロファージなどがおもに産生し，炎症反応を起こすことにかかわって
いるサイトカインを**炎症性サイトカイン**といいます．**IL-1**，**IL-6**，**IL-12**，
TNF-α などがあります．感染などに際しマクロファージなどが過剰に反応し，
炎症性サイトカインを大量に産生し，炎症反応を強め，病状を悪化させること
があり，サイトカインの嵐（**サイトカインストーム**）といいます．新型コロナ
ウイルス感染で注目されました．**マクロファージ活性化症候群**，**全身性炎症反
応症候群**とよばれる病気もサイトカインストームによると考えられます．

● 細胞傷害性サイトカイン

　細胞を死に導くサイトカインがあります．**TNF-α**，**TNF-β**（**リンホトキシ
ン**ともいいます）などです．細胞死には細胞膜が破れ細胞内容物が遊出するよ
うな死に方（**ネクローシス**）と細胞が萎縮し核が断片化していくような死に方
（**アポトーシス**）とがありますが，この場合アポトーシスをもたらします．

● ケモカイン

　白血球をよび寄せるはたらきをするサイトカインで，分子構造が類似してい
るところから**ケモカイン**としてまとめられています．CCL，CXCL，XCL，
CX₃CL の四つのグループのものがあります．それぞれに CCL-1 のように番号
を付して名付けられています．こうした分類が行われる以前によばれた名前
が慣用上使われることもあります．IL-8 や NAP-1 は CXCL-8，MIP-1a は
CCL-3，MCP-1 は CCL-2，RANTES は CCL-5，エオタキシンは CCL-11
です．

● 造血性サイトカイン

　血球の増殖・分化にかかわるサイトカインには，造血幹細胞にはたらく
SCF，単球系にはたらく M-CSF，顆粒球系にはたらく G-CSF，巨核球（血
小板生成細胞）系にはたらくトロンボポエチン・IL-6，赤血球系にはたらく
エリスロポエチン，リンパ球系にはたらく IL-7 などがあります．

● インターフェロン

インターフェロンはウイルスの複製を抑えるサイトカインです．Ⅰ型，Ⅱ型，Ⅲ型があります．Ⅰ型にはインターフェロン α，インターフェロン β などがあり，白血球・マクロファージ・線維芽細胞などさまざまの種類の細胞がウイルス感染などにより産生します．NK 細胞やキラー T 細胞のはたらきを強める作用もあります．Ⅱ型はインターフェロン γ ともいいます．ウイルス抑制作用はあまり強くありませんが，リンパ球が産生し，マクロファージや NK 細胞を活性化したり，おもに免疫現象にかかわっているところから**免疫インターフェロン**ともいいます．Ⅲ型はインターフェロン λ ともいいます．

● 増 殖 因 子

上皮細胞・線維芽細胞などを増殖させる EGF，血管内皮細胞を増殖させ，血管新生をもたらす VEGF などがあります．IL-2 は T 細胞の，IL-4，IL-5 は B 細胞の，IL-7 は未熟リンパ球の増殖を支持します．TGF-β は線維芽細胞を形質変換し増殖させるサイトカインとして見つかったのですが，リンパ球やマクロファージの反応を抑える免疫調節作用が注目されています．

5 リンパ球の種類とそのはたらき

　リンパ球は獲得免疫の中核となっている細胞ですが，ここで少し詳しく紹介することにします．すべての血球は**骨髄**（骨の中央部は網目状にすき間ができていて，血球をつくる場となっています．この部分を骨髄といいます）の造血幹細胞から分化してきます．リンパ球も同じで，造血幹細胞由来の共通のリンパ系幹細胞の一部は骨髄中でB細胞に分化し，ついで他からNK細胞，自然

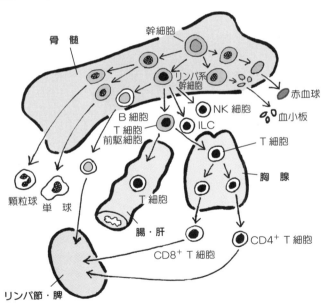

図 5・1　すべての血球は骨髄などの造血器の幹細胞から分化してくる．そこから分化したリンパ系幹細胞から一部は骨髄中でB細胞に分化し，他からNK細胞とT細胞前駆細胞が分化する．T細胞前駆細胞は主として胸腺で，一部は腸や肝でT細胞に分化する．成熟したB細胞，T細胞はリンパ節，脾などに分布する

リンパ球（ILC）やT細胞前駆細胞が分化，T細胞前駆細胞は**胸腺**（胸の中の前方にある臓器）中で，一部は腸や肝でT細胞に分化します（図5・1）.

　成熟したリンパ球はリンパ節，脾などのリンパ組織に分布し，血液中・リンパ液中も循環し，"非自己"の侵入に備えています. 侵入してきた抗原あるいは抗原を捕らえた抗原提示細胞（樹状細胞など）はリンパの流れに乗ってリンパ節に，血液に乗って脾に到達し，それにB細胞やT細胞が反応します（図5・2）. 抗原の侵入局所でリンパ球が反応することもあります.

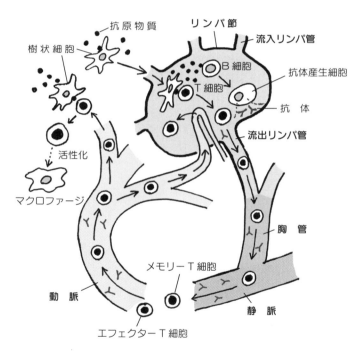

図 5・2 外界から侵入してきた抗原物質は樹状細胞に取込まれ，処理を受けてMHCクラスⅡに結合した形で表出される. 抗原を保持した樹状細胞はリンパ節に移行し，その提示する抗原に反応したT細胞は増殖し，機能をもつようになり，あるいはメモリー細胞となってリンパ節を出ていきリンパ流，血流に入り必要な部分に到達して仕事をする. リンパ節に流入してきた抗原にはB細胞が反応し抗体をつくる. 抗体はリンパ節を出ていき全身に分布する

　リンパ組織でB細胞から分化した抗体産生細胞の一部は骨髄に移行し長い間抗体をつくり続けます。

　一度抗原に反応したことにより成熟し，実際に仕事をするようになったリンパ球を**エフェクター細胞（効果細胞）**といいます。抗体産生細胞は，B細胞がエフェクター細胞になったものです。抗原と反応したリンパ球からは先に述べた**メモリー細胞（記憶細胞）**もできてきます。

　リンパ組織でエフェクターに分化したT細胞は血流に乗って必要な部位に到達し，そこでマクロファージを活性化したり，ウイルス感染細胞を破壊したりして役目を果たします。リンパ組織で分化したメモリーT細胞も全身を循環して，再び抗原と反応するとその場でエフェクターに分化し，初回より効率よく機能を果たします。

5・1 B 細 胞

　B細胞は抗体をつくることを主たる目的としたリンパ球です。表面の抗原レセプター（その細胞が分泌する抗体と同じ分子で，細胞膜に付着している点だけ抗体と異なります）で対応する抗原に反応し増殖し，抗体産生細胞に分化し抗体をつくります。多数の抗体分子を分泌し，からだ中に分布させておけば，B細胞自身がそのつど相手に反応するよりも，分泌した多数の抗体に反応させた方が，効率よく侵入してきた相手に対処できることになります。

　B細胞はリンパ節では外側の部分すなわち皮質に分布し，球状の細胞集団をつくっています。このB細胞を中心とした細胞集団を**リンパ沪胞**といいます（図5・3）。B細胞はリンパ沪胞を離れ抗原と反応し，一部は増殖し抗体産生細胞（形質細胞）となって髄質に移行し抗体をつくります。他のものは再びリンパ沪胞に入り増殖します。その結果発達したリンパ沪胞のことを**胚中心**といいます。

　胚中心で増殖しているB細胞ではいくつかの重大な変化が生じます。一つは，免疫グロブリン遺伝子のつなぎかえが生じてクラススイッチを起こすことです。抗原と反応以前はIgMであった抗原レセプターがこのようなB細胞では

IgG, IgA などに変わります. もう一つは V 領域の遺伝子に点突然変異 (一つ
のアミノ酸が他のアミノ酸に変わる) をつぎつぎと起こし, 少しずつ異なった
抗原レセプターをつくります. その中で当の抗原に対し**親和性**の高い (抗原と
の結合力の強い) レセプターをもつものが優先的に増殖しますのでしだいに親
和性の高い抗原レセプターのものが増えます. そしてその一部は抗体産生細胞

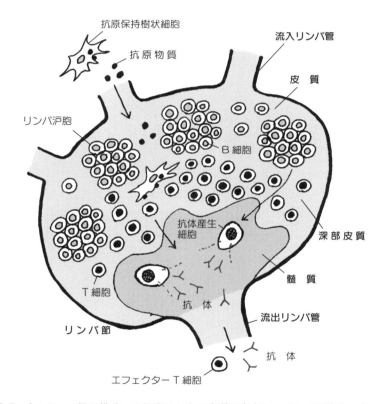

図 5・3　リンパ節の構造　B 細胞はおもに皮質に存在し, リンパ沪胞という
　　集団を形成している. T 細胞はおもに深部皮質に存在する. 流入リンパ管
　　から侵入してきた抗原と反応した B 細胞は抗体産生細胞 (形質細胞) に分
　　化し, 髄質に移行して抗体をつくる. 侵入してきた樹状細胞の提示する抗
　　原に反応した T 細胞は増殖し機能をもつようになる. そうした T 細胞や抗
　　体はリンパ管からリンパ節を出ていく

に分化し髄質に移行してIgG，IgA，IgE クラスのそして親和性のより高い抗
体をつくります．他のものは，**メモリーB 細胞（記憶B 細胞）**として残り次
回の抗原の侵入に備えられます（図5・4）．

　メモリーB 細胞は，当の抗原に対応するB 細胞が増殖したもので，数が増
えていますし，より成熟していますので，2 回目の同一の抗原の侵入時には1
回目に比べてより早く，より強く反応を起こすことができます．B 細胞がつく
る抗体も IgG や IgA であり，抗原との親和性の高いものです．このように，2
回目以降は初回に比べて異なった抗体のつくり方をしますので**抗体産生の二次
応答**といいます．IgG などのクラスの抗体が初回より早く，たくさんつくられ

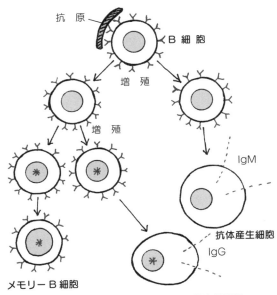

図 5・4 抗原と反応したB 細胞は増殖し同じ仲間を増やす．一部は IgM ク
ラスの抗体をつくる．その間に IgG クラスなど他のクラスの抗体をつくる
ようになるものもでてくる．また抗体分子の可変領域に遺伝子変異を起こ
し，より抗原との親和性が高い抗体をつくるようになる．一部はメモリー
B 細胞に分化し次回の抗原の侵入に備える

ます．それはメモリー B 細胞の存在によります．IgM クラスの抗体について
は新しい B 細胞が反応してつくりますから初回と同じ反応をすることになり
ます（図 5・5）．

　ところで，B 細胞が抗体産生に至るには多くの場合抗原と反応するだけでは
不十分で T 細胞の助けを必要としています．それは抗原の性質によります．T
細胞の助けが必要な抗原は **T 細胞依存性抗原**といいます（多くの T 細胞の分
化は胸腺で行われるので**胸腺依存性抗原**ともいいます）．T 細胞の助けが要ら
ない場合は **T 細胞非依存性抗原**といい，リポ多糖類，肺炎球菌多糖類，細菌
鞭毛，デキストラン，フィコールなど限られた物質です．

　なぜ単純に抗原と反応しただけでは抗体をつくらないのでしょうか．安易に
間違って抗体をつくらないよう，B 細胞も T 細胞も相手が "非自己" だと確認
したとき初めて抗体をつくるようになっているのかも知れません．ダブル
チェックをしているのでしょう．

　それでは T 細胞はどのようにして B 細胞を補助するのでしょうか．抗原提
示細胞（樹状細胞か B 細胞自身）上の MHC クラス II に結合している抗原ペ

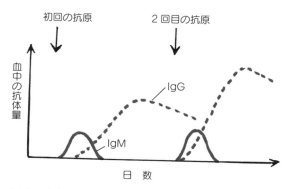

図 5・5　IgM の産生は一過性で，半減期も短く，比較的早く消失する．遅
れて IgG がつくられてくるが，産生は長く続き，半減期も長いので長く
存在する．2 回目の抗原に際し IgM は 1 回目と同様の産生のされ方をす
るが，メモリー B 細胞はすでに IgG をつくるようにスイッチしていて，
数も増え，機能的にも成熟しているので，IgG については 1 回目に比べよ
り早くより多くの抗体が産生される

プチドに反応したT細胞はCD154という分子を表出し，B細胞上のCD40という分子に作用させます．またIL-4，IL-5，IL-6，IL-21などのサイトカインを分泌し，B細胞上のそれらのレセプターに作用させます．B細胞は抗原と反応したという抗原レセプターからの信号のほかに，対応分子（CD40リガンド，CD154）が結合したというCD40分子からの信号，サイトカインが結合したというサイトカインレセプターからの信号が加って初めて増殖を開始し，さらに抗体産生細胞に分化するのです（図5・6）．なお，胚中心のB細胞は，沪胞樹状細胞の細胞突起上に結合している抗原に反応し，取込んだ抗原を沪胞ヘルパーT細胞に提示します．それに反応したT細胞の補助を得て，B細胞は増殖し，クラススイッチを起こし，抗体遺伝子の突然変異を起こします．そして抗体産生細胞やメモリーB細胞に分化します．

このときどのサイトカインが作用するかで，つくられる抗体の免疫グロブリ

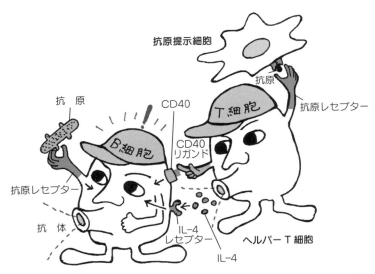

図 5・6　多くの抗原について B 細胞が抗体をつくるには，抗原レセプターで抗原と反応するだけでは不十分で T 細胞の助けが必要である．抗原と反応した T 細胞は IL-4 などのサイトカインを放出し B 細胞上のレセプターに作用させ，CD40 対応分子（リガンド）を表出し，B 細胞上の CD40 分子に作用させることにより補助を行う

ンクラスが決まってきます. IgG1, IgE は IL-4 によって, IgA は TGF-β に
よって, ヒトでは IgG1 が, マウスでは IgG2 がインターフェロンγによって
誘導されます. このように B 細胞のはたらきを助けるような T 細胞を**ヘルパー
T 細胞 (補助 T 細胞)** といいます.

　一方 T 細胞非依存性抗原の場合, どうして T 細胞の助けが不要なのでしょ
うか. このような抗原分子は同一の抗原決定基が反復して存在する構造をして
いますので, そのことが B 細胞の活性化に十分な条件をつくっているのかも
知れません. あるいは Toll 様レセプターに対応する構造があり, B 細胞上の
Toll 様レセプターにも結合することにより第 2 の信号を用意できるのかも知れ

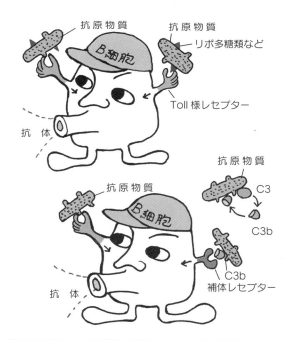

図 5・7　特別の抗原には T 細胞の補助なしに抗体が産生される. 抗原物質
　　が B 細胞の Toll 様レセプターに刺激を与えるような物質をもっていること
　　(上), 抗原物質が補体を活性化するような物質をもっていてそれにより活
　　性化された補体 (C3b) が B 細胞の補体レセプターに結合すること (下)
　　などが T 細胞の作用を代行できるからと思われる

ません. また, 補体を自ら活性化する性質があるのでB細胞上の補体レセプター
に C3b が結合することが第二の信号になる可能性もあります (図5・7). 抗原
物質が同時にパターン認識レセプター (Toll 様レセプターなど) を刺激する性
質をもっていて, 周辺の樹状細胞, マクロファージ, 上皮細胞などのパターン
認識レセプターを刺激し, それらの細胞から BAFF, APRIL といったサイトカ
インを産生させ, 抗原と反応した B 細胞が補助されることも考えられます.

5・2 T 細 胞

　当初すべての T 細胞は胸腺で分化し**胸腺**に由来すると考えられたので胸腺
(thymus) の頭文字 T をとって **T 細胞**と名付けられました. しかし, 肝や腸で
分化する T 細胞も一部存在します (胸腺外分化 T 細胞). ちなみに B 細胞は**骨
髄**中ですでに分化するものがほとんどなので骨髄 (bone marrow) の頭文字 B
をとって B 細胞と名付けられたのです.

● T 細胞レセプター

　抗原レセプター (T 細胞レセプター) には $\alpha\beta$ 型と $\gamma\delta$ 型とがありますが,
血中やリンパ節・脾に分布するのはほとんど $\alpha\beta$ 型の抗原レセプターをもつ T
細胞です. 肝や腸, 皮膚には $\gamma\delta$ 型のものがかなり存在します. 通常 T 細胞レ
セプターは MHC 分子に結合した抗原ペプチドに反応するものが主体ですが,
$\gamma\delta$ 型のものは B 細胞と同じように抗原のみと反応する場合があります. また
T 細胞レセプターには樹状細胞上の非古典的 MHC クラス I* である **CD1** 分子
に結合した脂質抗原に反応するものもあります (図5・8).

● T 細胞の分化と成熟

　骨髄 (胎生期には肝) に由来し, 胸腺に侵入した未熟リンパ球 (T 細胞前駆
細胞) は胸腺の中で T 細胞に分化し, いくつかの重要な過程を経て成熟し,
胸腺を出ていき役割を果たすようになります.

　＊　HLA-A, HLA-B, HLA-C のように個体ごとの多様性が強く移植拒絶反応に
　　かかわるものを古典的 MHC クラス I, そうでないものを非古典的 MHC クラス
　　I という.

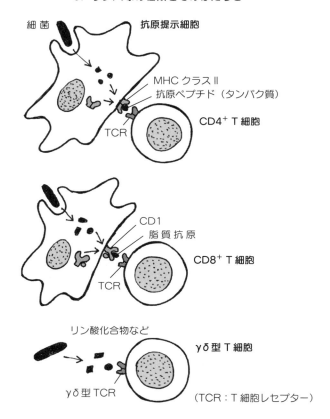

図 5・8 T 細胞は非タンパク質抗原とも反応する場合がある．通常 T 細胞は抗原提示細胞上の MHC 分子と抗原ペプチド（タンパク質），ときに多糖類抗原との組合わせに反応する（上）．CD8⁺ T 細胞は非古典的 MHC クラス I である CD1 分子と脂質抗原との組合わせに反応する場合がある（中）．γδ 型 T 細胞はリン酸化合物など特定の抗原に直接（抗原提示細胞の関与なしに）反応することがある（下）

　まず未熟リンパ球の表面に **CD4** 分子と **CD8** 分子そして T 細胞レセプターが表出されます（図 5・9）．T 細胞レセプターには T 細胞レセプターに相手が結合した信号を細胞内に伝える **CD3** 分子が会合しています．

　この未熟 T 細胞は胸腺皮質部に存在し，その部分の上皮細胞と接触しますが，

その際上皮細胞上の MHC 分子と部分的に結合するような T 細胞レセプターを
もった T 細胞は適度な刺激を受け増殖します．それは上皮細胞のつくる IL-7
などのサイトカインの作用で助けられます．MHC 分子に反応できなかった T
細胞は死滅します．すなわち，自己の MHC 分子と部分的に結合できるような
T 細胞レセプターをもつものだけが選択されて残存することになります（**正の
選択**）．

　ついで T 細胞は胸腺髄質に移行します．胸腺髄質の上皮細胞は転写因子
AIRE のはたらきでさまざまの臓器の抗原を表出している特別の性質をもって
いるし，胸腺内の樹状細胞やマクロファージも崩壊したさまざまの自己組織の
物質を取込んで MHC 分子とともに表出しています．MHC 分子と自己物質と
の組合わせにしっかりかみ合う T 細胞レセプターをもつ T 細胞は，そうした
自己のさまざまの物質と接触することになり，それに反応して自殺を起こす
信号を細胞内に送り死んでしまいます．自己の MHC 分子そのものとしっかり
かみ合うものも同様です．すなわち，自己の MHC そのもの，あるいは自己の
MHC と自己組織のさまざまの物質（自己抗原）との組合わせにしっかり対応
する T 細胞は消去されることになります（**負の選択**）．このことによって T 細
胞が自分自身の組織に反応するような過ちを犯さないですむようになります．

　残された T 細胞は自己の MHC 分子と部分的に結合するが完全な結合はせ
ず，その MHC に非自己物質(抗原)が結合したものとはしっかりかみ合うとい
う T 細胞レセプターをもったものになります．そこで T 細胞は抗原提示細胞
上の "自己 MHC 分子＋抗原" に反応するという特別の性質が生まれるのです．

　T 細胞は CD4，CD8 分子について，その両方をもっていたものから一方の
みをもつものに分化します．CD4 分子は MHC クラス II に結合する性質があ
るので，MHC クラス II に部分的に結合する T 細胞レセプターの T 細胞は
CD4 分子を表出しているものが残り，MHC クラス I に部分的に結合する T 細
胞レセプターの T 細胞は CD8 分子を表出しているものが残ります．したがっ
て，**CD4$^+$ T 細胞**は "MHC クラス II ＋抗原" に，**CD8$^+$ T 細胞**は "MHC クラス
I ＋抗原" に反応するという原則が生まれます（図 2・21）．細菌など外界か

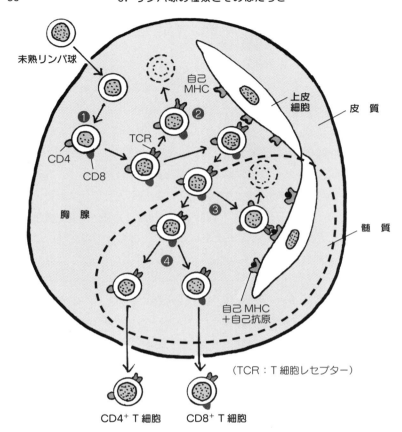

図 5・9　胸腺内での T 細胞の分化.　T 細胞に分化する運命をもった未熟リンパ球は胸腺に入り，❶ CD4 分子と CD8 分子の両方を表出し，ついで T 細胞レセプターを表出する.　❷上皮細胞などの表出する自己の MHC に全く反応できない T 細胞レセプターをもつものは死滅し，部分的に MHC と反応できるものが残存し増殖する（正の選択）.　❸自己の MHC および自己の MHC と自己抗原との組合わせとぴったり反応する T 細胞レセプターをもつものは上皮細胞上のそれらに反応し死滅する（負の選択）.　❹ついで，CD4, CD8 両方をもつものがその一方のみもつようになるが，MHC クラス I に部分反応する T 細胞レセプターをもつものは CD8+ のものが残り，MHC クラス II に部分反応する T 細胞レセプターをもつものは CD4+ のものが残る.　それらは胸腺を出ていき，CD8+ T 細胞は MHC クラス I＋非自己抗原に，CD4+ T 細胞は MHC クラス II＋非自己抗原に反応する

らの抗原は MHC クラス II に結合して表出され，ウイルス抗原など細胞内で合成された抗原は MHC クラス I に結合して表出されるので，原則として CD4$^+$ T 細胞は前者に CD8$^+$ T 細胞は後者に反応します.

　T 細胞は成熟すると，もはや抗原と反応しても自殺を起こさずむしろ反応を起こし，CD4$^+$ T 細胞と CD8$^+$ T 細胞とはさまざまの機能分担をするようになります.

● T 細胞のさまざまな機能

　T 細胞の機能は ❶ ウイルス感染細胞・腫瘍細胞・移植細胞を破壊・排除すること（キラー T 細胞），❷ B 細胞の抗体産生を補助すること（ヘルパー T 細胞），マクロファージの活性化を誘導すること，キラー T 細胞の発現を補助すること，❸ 他の T 細胞・B 細胞・マクロファージ・樹状細胞のはたらきに制御をかけること（レギュラトリー T 細胞）の三つに集約されます.

　CD4$^+$ 細胞は IL–4 などを産生して B 細胞の抗体産生を助けたり，インターフェロン γ や IL–2 を産生してマクロファージを活性化したり，**キラー T 細胞（細胞傷害性 T 細胞）**のはたらきを導いたりします. 補助役すなわち**ヘルパー T 細胞**としてのはたらきをするものが主体です. 一方 CD8$^+$ T 細胞は，パーホリンやグランザイムというそれが作用した細胞を死に導く物質をもっていて，細胞傷害作用を示します. このキラー T 細胞としてのはたらきをするものはおもに CD8$^+$ T 細胞に属します. キラー（killer）は殺し屋の意味です.

　CD4$^+$ T 細胞はどのようなサイトカインを産生するかによって分けられます. IL–4，IL–5，IL–13 など抗体産生の補助を主体とするサイトカインを産生するのが **Th2 細胞**，IL–2 やインターフェロン γ，TNF–β などマクロファージやキラー T 細胞の機能を高めるサイトカインを産生するのが **Th1 細胞**です（図5・10）. ちなみに TGF–β をおもに産生するものを **Th3 細胞**，IL–10 をおもに産生するものを **Tr1 細胞**，好中球の反応を導く IL–17 をつくるものを **Th17 細胞**，マスト細胞を増殖させる IL–9 を産生するものを **Th9 細胞**，上皮細胞を増殖させる IL–22 をつくるものを **Th22 細胞**といいます.

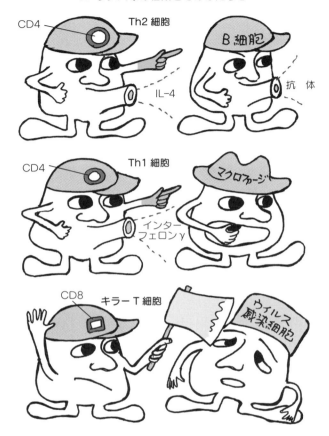

図 5・10　T細胞の種類と役割分担. CD4$^+$ T細胞には IL-4 などを産生する Th2 細胞とインターフェロンγなどを産生する Th1 細胞とがある. Th2 細胞は B 細胞の抗体産生を補助する（上）. Th1 細胞はマクロファージを活性化して殺菌などを行わせる（中）. CD8$^+$ T細胞はキラー T 細胞としてウイルス感染細胞などを破壊する（下）

　CD4$^+$ CD25$^+$ T 細胞の一部（転写因子 **Foxp3** の発現が特徴）は他の T 細胞のはたらきにブレーキをかける仕事を分担していますが，そうした免疫反応の調節役の T 細胞のことを**レギュラトリー T 細胞（制御 T 細胞）**といいます．TGF-β や IL-10 はマクロファージや T 細胞の機能を抑える作用があり，それ

らを産生する Th3 細胞や Tr1 細胞もレギュラトリー T 細胞としてのはたらき
をします.

● **T 細胞への抗原提示**

外界から樹状細胞などの抗原提示細胞によって細胞内に取込まれた抗原物質
は,MHC クラス II 分子に結合し細胞表面に表出されます(図 2・19).MHC
クラス II と抗原ペプチドとの組合わせに反応するのは CD4$^+$ T 細胞です.した
がって細菌抗原など外来性の抗原には通常 CD4$^+$ T 細胞が反応します(図 2・
21 上).

一方ウイルス由来の抗原はウイルス感染細胞内で合成され MHC クラス I に
結合し細胞表面に表出されます(図 2・20).したがってウイルス抗原など内
因性の抗原には CD8$^+$ T 細胞が反応します(図 2・21 下).MHC クラス I は
ほとんどどのような種類の細胞でももっていますので,ウイルスの感染を受け
ればどのような細胞でも CD8$^+$ T 細胞の標的となることができ,その細胞傷害
作用を導けるので好都合です.

以上のように外来性の抗原は MHC クラス II に結合し,内因性(細胞内で合
成された)抗原は MHC クラス I に結合して提示されるという原則がありま
す.ですが,樹状細胞やマクロファージによって細胞内に取込まれた抗原が,
エンドソームから細胞質に移行し,プロテアソームで分解され,小胞体に運ば
れ MHC クラス I に結合し,細胞表面に提示されることもあり,それを**交差提
示**といいます.CD8$^+$ T 細胞も場合により外来性の抗原に反応しうるわけです.
また逆に内因性の抗原が細胞外に遊出し,それを取込んだ樹状細胞が MHC ク
ラス II に結合させて表出するということも起こります.その場合は内因性の抗
原にも CD4$^+$ T 細胞が反応できることになります.

MHC クラス II 分子は樹状細胞・マクロファージ・B 細胞など限られた細胞
しかもっていません(図 2・18).したがって CD4$^+$ T 細胞が抗原と反応する
ためにはそうした細胞の助けが必要なことになります.そうした細胞を**抗原提
示細胞**といいます.**ナイーブ T 細胞**(初めて抗原と反応する T 細胞)には樹
状細胞のみが抗原提示細胞になります.

　B 細胞が抗原提示細胞となる場合には，B 細胞はその抗原レセプターで抗原
物質を捕らえ細胞内に取込み，処理して MHC クラス II 分子に結合させ表出し
ます．T 細胞はその抗原＋MHC クラス II に抗原レセプターで結合し，反応し
て CD40 の対応分子（CD40 リガンド，CD154）を表出したり，サイトカイン
を放出したりして B 細胞の活性化を助けます．T 細胞が他の抗原提示細胞の
提示する抗原に反応する場合に比べ，T 細胞は B 細胞に直接接触して補助を
行いますので，効率よく B 細胞を補助することができます．この場合，B 細
胞が反応する抗原決定基（抗原分子の中で抗原レセプターと反応する部分）と
T 細胞が反応する抗原決定基とは必ずしも同じである必要がありませんが，そ
れらの抗原決定基は同一分子上に存在する必要があります．B 細胞が T 細胞
のための抗原物質を取込むとき，抗原レセプターでそれを捕らえるので T 細
胞が反応する抗原決定基もその抗原物質に存在する必要があるからです．

　ナイーブ T 細胞はリンパ節では深部皮質に存在します（図 5・3）．抗原物質
の侵入部で抗原を捕らえた樹状細胞（皮膚の表皮に存在するものは**ランゲルハ
ンス細胞**という）はリンパの流れに乗ってリンパ節に至り，そこで T 細胞に
抗原提示します．それに反応した T 細胞は増殖し，実際に仕事をするエフェ
クター T 細胞に分化し，リンパ節を出ていって抗原物質（異質細胞，微生物）
の存在部に到達して，抗原物質を退治する反応（ウイルス感染細胞・腫瘍細胞・
移植細胞の破壊，細菌・真菌を食菌・殺菌するマクロファージの活性化など）
を起こします．

● 共刺激シグナル

　ところで，B 細胞が抗原レセプターで抗原に反応しただけでは抗体をつくら
ず，T 細胞からの別の信号が必要だったように，CD4$^+$ T 細胞も T 細胞レセプ
ターでの反応だけでははたらき始めません．もう一つの信号が必要なのです．
それを**共刺激シグナル**といいます．T 細胞表面の **CD28** などの分子に抗原提示
細胞上の **CD80** ないし **CD86** 分子が結合し，CD28 分子に刺激を与えると
CD28 分子から細胞内に信号（シグナル）が送られます．T 細胞レセプターか
らの信号と合わせて，T 細胞は活動を開始するのです．共刺激シグナルを用意

する分子は CD28 のほかにもありますが，ナイーブ T 細胞にとっては CD28 分子への刺激が必要です．したがって抗原提示細胞が十分に CD28 の対応分子である CD80/CD86 分子を表出していれば，T 細胞はその提示する抗原に反応し活動を開始します（図 5・11 上）.

一方 CD80/CD86 分子をよく表出していない抗原提示細胞の提示する抗原に反応した T 細胞は不十分な信号により休眠状態に陥り，以降反応する能力を失ってしまいます．これを**アネルギー**（anergy）といいます．erg ははたらく，an はないという意味です．あるいはアポトーシスの型で自殺してしまうこともあります（図 5・11 下）.

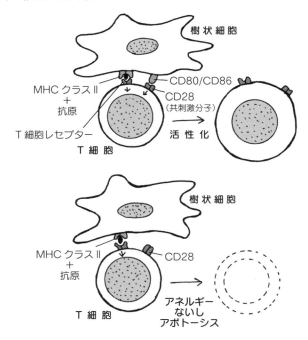

図 5・11　T 細胞は T 細胞レセプターで抗原提示細胞上の MHC ＋抗原と反応するだけでは活性化されない．表面の CD28 分子で抗原提示細胞上の CD80 ないし CD86 分子に反応するなどの共刺激が必要である（上）．共刺激なしに反応した T 細胞はアネルギー（休眠状態）に陥いるかアポトーシス（細胞死）を起こす（下）

　ナイーブT細胞に抗原提示するのは樹状細胞ですが，未熟な樹状細胞，不活性の樹状細胞はCD80など共刺激を用意する分子の表出が悪く，またT細胞の活性化を助けるIL-12などのサイトカインの産生も不良です．T細胞を十分はたらかせるには樹状細胞が成熟し活性化されている必要があります．

　このことには重要な意義があります．もし万一胸腺での負の選択を逃れて自分の組織物質（**自己抗原**）に対応するようなT細胞が生まれてしまったら問題になります．そのようなときに備えてそうしたT細胞が反応しないようにする第二の手段が必要です．いくつかの方法が使われていて，のちに第12章で詳しく説明しますが，その一つがこの樹状細胞の状態とT細胞の反応との関係です．

　微生物の物質を樹状細胞が捕らえ抗原ペプチドにしてMHC分子とともに表出するとき，樹状細胞は同時に微生物の病原体関連分子パターンにパターン認識レセプターで反応して活性化され，成熟してCD80/CD86などの共刺激分子を十分に表出し，IL-12などのサイトカインをよく産生するようになり，その提示する抗原に反応したT細胞は十分に活性化されることになります．

　一方自己抗原を捕らえた樹状細胞はその抗原を提示しても，活性化されていないのでCD80など共刺激を与える分子の表出が悪く，それに対応するT細胞はアネルギーになるかアポトーシスを起こし，反応を起こさないことになります．すなわち，自己抗原に対応するT細胞がたとえ存在してもはたらかないわけです．

　T細胞は活性化されると他の共刺激分子（ICOS，OX40など）を表出するようになり，それらもさらなるT細胞の活性化を助けます．ただし，抗原と初めて反応するT細胞すなわちナイーブT細胞は先にも述べたように共刺激分子としてCD28が必要です．しかも抗原提示細胞は樹状細胞である必要があります．

● T 細 胞 の 二 次 応 答

　エフェクターT細胞の一部は残存し，**メモリーT細胞**（**記憶T細胞**）となって次回の抗原の侵入に備えます．当の抗原に対応するメモリーT細胞は増殖により数が増え，しかも成熟していますので，次回の侵入に際しては初回よりも，より早い，より強い反応をし，いち早く相手を退治できます．すなわち二

次応答を起こします．エフェクターT細胞の一部はメモリーT細胞に分化し残存しますが，T細胞にはエフェクターT細胞とならず最初からメモリーT細胞に分化するものもあります．

● T 細胞の細胞傷害作用

キラーT細胞（細胞傷害性T細胞）はどのようにして相手の細胞（ウイルス感染細胞・腫瘍細胞・移植細胞など）を破壊するのでしょうか．

T細胞レセプターで相手の表面のMHC分子に結合したウイルス由来抗原や腫瘍抗原あるいは他の個体のMHC抗原に反応し，細胞質顆粒中のパーホリン

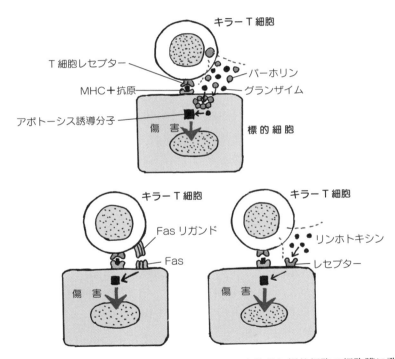

図 5・12 T細胞の細胞傷害作用．パーホリンを放出し標的細胞の細胞膜に孔をあける．グランザイムで細胞内アポトーシス誘導分子を発現させる（上）．Fasリガンドを表出し，標的細胞上のFas分子に作用させる（左下），あるいはリンホトキシンを放出し標的細胞に作用させる（右下）などしてアポトーシス誘導分子を発現させる．以上により標的細胞はアポトーシスを起こす

という物質を放出します．パーホリンは細胞膜に補体の膜侵襲複合体と同じように孔をあけます．同時に放出された**グランザイム**という酵素はその孔を通って相手の細胞内に入り，その細胞のカスパーゼという酵素を活性化するなどして細胞の核物質を分解させ，細胞を**アポトーシス**(核や細胞が分断化され，細胞が縮んだ形で死滅し，細胞質成分の遊出は起きない)という形の自殺をもたらします（図5・12）．キラーT細胞自身はグランザイムの作用を阻害する物質をもっているので大丈夫です．

　もう一つは，**Fas**分子に対応する分子（Fasリガンド）を表出して相手細胞上のFas分子に作用させるやり方です．Fas分子に刺激を受けるとその細胞はカスパーゼを活性化するなどしてアポトーシスを起こしてしまうのです．多くの細胞はFas分子を表出していないので，この形で殺されるのは特別の細胞です．T細胞が**リンホトキシン**(TNF-β)というサイトカンを放出して，相手の細胞のレセプターに作用させ，相手をアポトーシスに導くという方法もあります．

　キラーT細胞はおもにCD8$^+$ T細胞でありますが，CD4$^+$ T細胞（特にTh1細胞）もFas対応分子を表出したり，リンホトキシンを放出したりしてキラーT細胞としてはたらくことがあります．

　CD8$^+$のナイーブキラーT細胞が実際に仕事をするエフェクターとしてのキラーT細胞に分化することは樹状細胞・マクロファージなどの分泌するサイトカインIL-12の作用を受けることで助けられます．ヘルパーT細胞は樹状細胞上のCD40分子に刺激を与えて樹状細胞のIL-12分泌を誘導したり，IL-2を分泌してナイーブキラーT細胞の活性化を助けたりします．ですからキラーT細胞がはたらくためにはCD4$^+$のヘルパーT細胞の助けが要るのです．特にナイーブキラーT細胞がメモリーキラーT細胞になるにはヘルパーT細胞の助けが必要です（図5・13）．

● T細胞のはたらきのまとめ

　このようにT細胞にはさまざまのはたらきがあり，それらはある程度別々の種類のT細胞（T細胞サブセット：亜群）によって分担されています．そのことをここでまとめておきましょう（図5・14）．

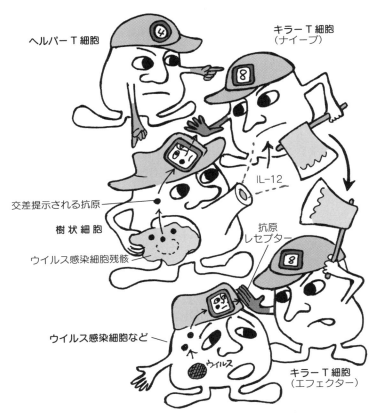

ヘルパー T 細胞

キラー T 細胞
（ナイーブ）

IL-12

交差提示される抗原

樹状細胞

ウイルス感染細胞残骸

抗原
レセプター

ウイルス感染細胞など

ウイルス

キラー T 細胞
（エフェクター）

図 5・13　ナイーブキラー T 細胞が実際にウイルス感染細胞を破壊できるよ
うになるには，ウイルス抗原を MHC クラス I とともに提示する樹状細胞
からの IL-2（ヘルパー T 細胞の指示により産生）やヘルパー T 細胞から
の IL-2 の作用を受け成熟する必要がある

　CD4$^+$ T 細胞はおもに**ヘルパー T 細胞**（**補助 T 細胞**）としてはたらきます．
産生するサイトカインがインターフェロンγ, IL-2, リンホトキシンのものは
Th1 細胞，IL-4, IL-15, IL-13 のものは **Th2 細胞**といいます．Th1 細胞はその
サイトカインでマクロファージを活性化し殺菌などにあたらせたり，キラー T
細胞の発現を助けたりします．Th2 細胞はそのサイトカインで B 細胞を増殖

させ抗体産生細胞に分化させる補助作用を示します．IL-17 を産生するものは
Th17 細胞といい，IL-17 は線維芽細胞や血管内皮細胞などに好中球を生成さ
せたり，よび寄せたり，活性化したりするタンパク質（サイトカイン）をつく
らせ，好中球の反応を導きます．

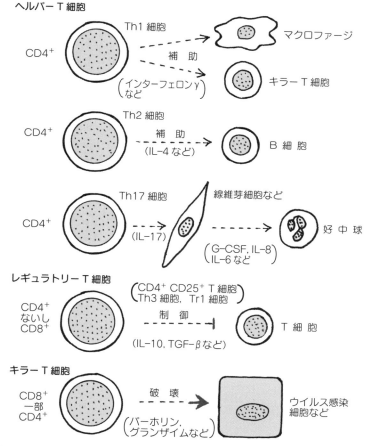

図 5・14　T 細胞には異なった機能を分担する亜群がある．マクロファージ
を活性化したりキラー T 細胞を誘導する Th1 細胞，B 細胞を補助する Th2
細胞，好中球の反応を導く Th17 細胞，他の T 細胞の機能を抑えるレギュ
ラトリー T 細胞，標的細胞を破壊するキラー T 細胞などである

　レギュラトリーT細胞（制御T細胞）は他のT細胞のはたらきを抑えて免疫反応にブレーキをかける仕事をします．免疫反応に適度のところでブレーキをかけ過剰な反応を起こさないようにするしくみについては第8章で改めて説明したいと思います．レギュラトリーT細胞にはさまざまのものがあり，$CD4^+$ $CD25^+$ T細胞，$TGF-\beta$ をつくる Th3 細胞，IL-10 をつくる Tr1 細胞などは $CD4^+$ ですが，$CD8^+$ のレギュラトリーT細胞もあります．

　ウイルス感染細胞・腫瘍細胞・移植細胞などを破壊する**キラーT細胞（細胞傷害性T細胞）**はおもに $CD8^+$ T細胞ですが，$CD4^+$ T細胞の一部（特にTh1 細胞）もそのはたらきをすることがあることは先に述べました．

5・3 NK 細 胞

　NK細胞は抗原レセプターをもたないリンパ球で，やや大型で細胞質顆粒が多い特徴をもっています．抗原レセプターはありませんが，第2章でも述べましたように，NKレセプターでストレスを受けた細胞などが表出する物質などに反応して，その細胞を破壊します．MHCクラスⅠを察知するレセプターももっていてNK細胞にブレーキをかけますので，MHCクラスⅠの表出が悪い細胞が細胞傷害作用の対象になります（図2・11）．キラーT細胞と同じく，パーホリンやグランザイムを放出して傷害作用を示します．ウイルス感染細胞や一部の腫瘍細胞（リンパ腫など）を直ちに破壊します．キラーT細胞が出現するまでのウイルス感染防御，腫瘍の発生阻止に重要と考えられます．

　その多くは IgG の Fc 部に対するレセプターをもっていますので，IgG 抗体の結合した標的細胞を傷害することもあります（図2・14）．そのはたらきを抗体依存性細胞性細胞傷害作用（**ADCC**，antibody dependent cell mediated cytotoxicity）といい，この場合NK細胞は**K細胞**ともよばれます．

　NK細胞と一部のT細胞はIL-2などのリンホカインの作用を受けるとさまざまの種類の腫瘍細胞を破壊できるようになります．このリンパ球を**リンホカイン活性化キラー細胞**（**LAK**，lymphokine activated killer）といいます．腫瘍患者の血液からリンパ球を採取し，IL-2存在下に数日培養してLAKを誘導し，

患者に戻すという治療が実際に行われています.

　NK 細胞はインターフェロンγをよく産生する性質があり，それによりマクロファージを活性化したり，キラー T 細胞を増強したりもします.

5・4　NKT 細胞

　NKT 細胞は T 細胞レセプターと NK レセプターとの両方をもつリンパ球です．ただし，この T 細胞レセプターは多様でなく，樹状細胞など特定の細胞しか表出していない非古典的 MHC クラス I 分子である CD1 に結合した特定の糖脂質にしか反応しません．細菌や海綿あるいは自己組織のそうした糖脂質に反応してサイトカインを産生したり，NK レセプターでウイルス感染細胞や腫瘍細胞に反応してそれを破壊したりすると考えられます．インターフェロンγを産生してキラー T 細胞やマクロファージを活性化する場合と，IL-4 を産生して抗体産生を助けると同時にインターフェロンγに拮抗する場合があり，免疫反応の調節役もするようです.

5・5　自然リンパ球

　自然リンパ球（ILC, innate lymphoid cell）は抗原レセプターをもたないリンパ球で，NK 細胞のようにインターフェロンγをつくるものを ILC1，IL-5，IL-13 をつくるものを ILC2，IL-17 ないし IL-22 をつくるものを ILC3 とします．ILC1 は樹状細胞やマクロファージからの IL-12 などの作用を受けるとインターフェロンγを産生し，マクロファージの殺菌作用を高めたり，キラー T 細胞の細胞傷害活性を増強します．ILC2 は上皮細胞などからの IL-25，IL-33，TSLP などの作用で IL-5，IL-13 を産生して好酸球を活性化したり，上皮細胞の粘液分泌を誘導したりして，蠕虫の排除をもたらしたり，B 細胞の IgE 産生を補助してアレルギー反応を誘導したりします．ILC3 細胞は樹状細胞，マクロファージなどからの IL-1β や IL-23 で活性化され，IL-17 を産生すると好中球の反応を導いて細菌の防御や炎症反応をもたらし，IL-22 を産生すると上皮細胞から抗菌ペプチドを産生させ，細菌，真菌の防御にあたらせます.

5・6　粘膜関連リンパ組織

　実際にリンパ球が反応を起こす場である二次リンパ組織（骨髄や胸腺のよう
に未熟リンパ球が成熟する場を一次リンパ組織という）にはリンパ節や脾のほ
かに咽頭・気管支・腸管・尿路などの粘膜下に存在する**粘膜関連リンパ組織**が
あります．この部分のリンパ球はリンパ節や脾のリンパ球とはある程度独立し
て行動し免疫機能を営みますので，それは**粘膜免疫系**ともよばれます．

　発達している粘膜リンパ組織の一つは回腸の遠位部の粘膜下に250個ほど存
在する**パイエル板**というリンパ球の集団です（図5・15）．パイエル板の表面

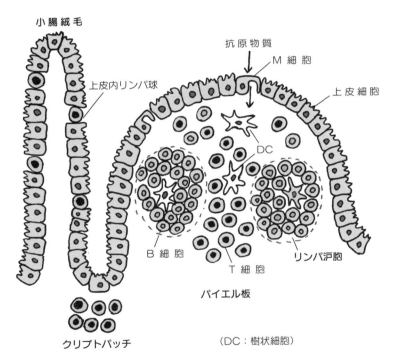

図 5・15　パイエル板は小腸に存在するリンパ組織である．一層の上皮細胞の
　　一部は細胞が突起を伸ばした M 細胞で，ここから抗原が侵入してきて，B 細胞，
　　T 細胞がそれに反応する．一般の栄養素の吸収にあずかる絨毛部の上皮細胞間
　　にはリンパ球が散在し，絨毛の陰窩部にはクリプトパッチというリンパ球の集
　　団が存在する

も一層の小腸上皮細胞で覆われていますが，絨毛部の上皮細胞（栄養物の吸収を行う）とは性質が異なっていて，その所々にM細胞という細胞質を伸ばした上皮細胞が存在します．抗原物質はおもにこの部分から侵入してきて，それにパイエル板のリンパ球が反応します．

　抗原と反応したB細胞やT細胞はその部分でも増殖し機能を果たしますが，一部はリンパの流れに乗って腸管膜リンパ節に至りそこでも増殖し分化を遂げます．そしてリンパから血液に入り，腸の他の部分の粘膜固有層（粘膜のうち上皮細胞の下層の部分）に到着します．

　B細胞から分化した形質細胞は粘膜固有層で抗体を産生し，それは粘膜上に分泌されます．その抗体はおもにIgAクラスですが，それは粘膜関連リンパ組織のヘルパーT細胞はサイトカインTGF-β, IL-5を産生する性質があり，

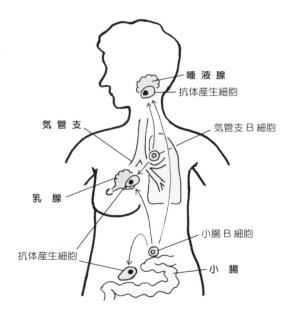

図 5・16　粘膜関連リンパ組織のB細胞は抗原と反応したあとリンパ流，血流に入っても再び元の臓器に戻ってきてそこで抗体をつくる．一部は唾液腺や乳腺に移行しそこで抗体をつくる

TGF-β は B 細胞のつくる抗体を IgA にクラススイッチさせ, IL-5 はその B 細胞を増殖させるからと考えられます. T 細胞が存在しなくとも腸管上皮は BAFF, APRIL, TGF-β を産生し, 抗原と反応した B 細胞に IgA をつくらせることができます.

　腸で抗原と反応した B 細胞, T 細胞はリンパ管を経て血液に入っても再び腸に戻ってきます. そのように同一の組織に戻ってくることを**ホーミング**といいます. それは腸の細胞が表出する**接着分子**（細胞どうしが接着するための分子）に対応する接着分子や腸の細胞が産生する**ケモカイン**（走化性サイトカイン）に対応するケモカインレセプターをそのリンパ球が表出していて, そのケモカインにより寄せられ, その接着分子で腸に定着することによります. 一部の腸から侵入してきた抗原に反応した B 細胞・T 細胞は腸の他の部分にも分布し腸全体での防御にあたれることになります.

　腸や気道で抗原と反応した B 細胞は乳腺, 唾液腺, 涙腺にも移行し, そこで IgA クラスの抗体をつくり, 母乳を飲んだ児の咽頭や腸での感染防御, 口腔内, 眼での感染防御に役立ちます（図5・16）.

　粘膜は角質がなく皮膚と比べて外界から微生物などが侵入してきやすい場所です. 実際粘膜を介して感染する場合がほとんどです. この部分で侵入者を阻止してしまえば, からだへの影響は少なくてすみます. 粘膜の B 細胞や T 細胞は抗原と反応したあと, 一度そこを離れても再びいずれかの粘膜に戻ってくるという性質があります. 粘膜リンパ組織で抗原と反応した B 細胞は粘膜固有層に移行し, そこでおもに IgA クラスの抗体をつくります. ですから粘膜での獲得免疫を誘導するには, 粘膜から侵入してくる抗原に反応することが重要なのです. その意味でこの全身とは独立している粘膜免疫系は重要な役割を果たしているといえます. 微生物などをその侵入局所で阻止してしまう最初の防波堤となる免疫のはたらきを**局所免疫**といい, 粘膜免疫系はそれを担っているのです. 中でも分泌型 IgA は粘膜の表面に存在し, 微生物などがからだに侵入する以前に侵入そのものを抑えるわけで意義が大きいといえます.

6 病原微生物から 身を護るしくみ

　病原微生物は外界から皮膚・粘膜を通して侵入してきます．皮膚は固い角質で覆われていますので，傷があったり，注射針で刺されたり，昆虫に刺されたりでもしない限り感染を受けにくいのですが，そのほか，抗微生物ペプチドの存在や，酸性であることなども微生物を抑えるのに役立っています．また無害な細菌も皮膚の表面に住みついていて病原細菌が定着しにくい条件をつくっています．

　粘膜は角質がなく，より微生物の侵入を許しやすい部位ですが，表面の体液による微生物の洗い流し効果，上皮細胞の線毛による微生物の追い出し作用，粘液中のリゾチーム（菌膜を破壊する酵素），ラクトフェリン（鉄を奪い細菌の増殖を抑えるタンパク質），デフェンシン（細菌を破壊するペプチド）などの抗菌物質の作用などがはたらいています．

　胃の中は胃酸により強度の酸性ですが，それも殺菌に役立ちます．腸の粘膜の表面にはからだの中に侵入してこない無害の細菌が無数に存在しますが，それらは乳酸や酪酸を生成するなどして病原細菌が定着しにくい条件をつくっています．これらの細菌は適度に免疫系を刺激し，粘膜免疫系の発達に役立っているともいわれます．腸粘膜上に共生している細菌の種類によって発達するT細胞の種類に違いが出ることが知られています．あとで述べますが，IgE 抗体によるアレルギーは Th2 細胞によって誘導され，Th1 細胞やレギュラトリーT 細胞によって抑制されます．ですから，後者の T 細胞の発達を促す共生菌を増やすようにすることはアレルギーの予防に役立つと思われます．また，ビタミンを合成したり，不消化性の食物を分解して栄養素として役立てたりもしています．それらに加えて，粘液中の分泌型 IgA に属する抗体は§3・3でも述

べましたように，ウイルスや菌に結合してその動きを止め侵入そのものを阻止
するという重要なはたらきをしています．

　そのような最初の防波堤（**局所免疫**）を打ち破って微生物が侵入してきた場
合，つぎの防御のためのしくみがはたらきますが，それは相手の種類ごとに多
少異なります．

6・1　化膿菌の防御

　ブドウ球菌・肺炎球菌・レンサ球菌・緑膿菌・大腸菌などの一般細菌は炎症
を起こして膿（細菌の処理のため集まってきた白血球やその死骸，組織の崩壊
物からなる）をつくるので**化膿菌**としてまとめてよぶことにします．

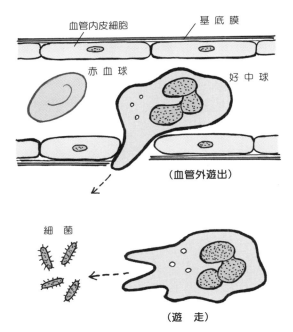

図 6・1　好中球は血液中に存在するが，細菌が侵入してくると血
　　　管内皮細胞の間を通って血管外に遊出し，細菌の存在部に遊走し
　　　ていき，細菌を捕らえる

　これらの細菌は主として好中球の食菌・殺菌作用で処理されます．それには好中球が血液中から血管外に遊出し，細菌の侵入部に**遊走**し，菌を捕らえ細胞内に取込み（**食菌**），殺菌物質を作用させて菌を殺す（**殺菌**）という過程が必要です（図6・1，6・2）．

　細菌が侵入してくるとその部分の線維芽細胞やマクロファージがその病原体関連分子パターンに反応し，さまざまのサイトカイン（IL-1，TNF-α，インターフェロンγなど）を放出します．するとその近くの毛細血管の内皮細胞は接着分子を強く表出するようになります．好中球もそれに対応する接着分子をもっていますので，細菌侵入部近くの血管壁に粘着することになります（図6・3）．

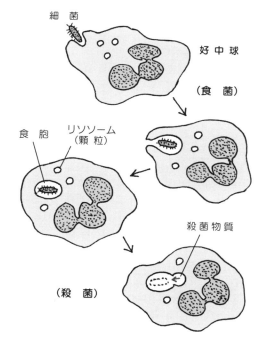

図 6・2　好中球は菌を捕らえると細胞膜で包むようにして細胞内に取込む．細胞質での細菌を包み込んでいる袋を食胞という．食胞に細胞質顆粒であるリソソームが融合し，殺菌物質が放出され，殺菌が行われる．活性酸素も産生され殺菌にあたる

さまざまの**接着分子**が存在しますが，最初に好中球がころがりながらゆるく付着する段階には**セレクチン**と糖鎖との結合が，しっかり接着する段階にはLFA-1分子とICAM-1分子，Mac-1分子とRAGE分子の結合が，内皮細胞間を通り抜ける段階にはLFA-1分子とJAM-1分子，CD31分子どうし，CD99分子どうしの結合が関与します．

　さらに好中球は酵素で基底膜を破り血管を出ていきます．血管外に遊出した

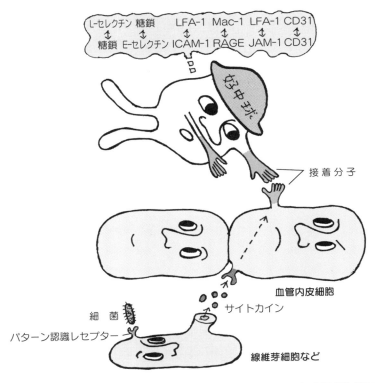

図 6・3　細菌の侵入部の線維芽細胞やマクロファージなどは細菌物質に反応してサイトカインを放出する．その作用でその部分の血管内皮細胞は接着分子を強く表出し，そこに好中球が粘着し，その部分から血管外へ遊出していく．上部に記されているのは好中球上の接着分子とそのそれぞれの対応する血管内皮細胞上の接着分子の組合わせ

好中球は**走化性因子**により寄せられて細菌の侵入部に集まっていきますが，そのような走化性因子として細菌の病原体関連分子パターンに反応した線維芽細胞やマクロファージが放出するケモカイン（IL-8，MIP-2 など），細菌由来の物質（**FMLP**，formyl-methionyl-leucyl-phenylalanine など），活性化補体（C5a，C5b67）があります（図6・4）．

　ついで好中球はパターン認識レセプターで（図2・8），あるいは細菌に抗体（IgG）や補体（C3b）が結合していればそれを介して Fc レセプター（図2・12），補体レセプターで細菌を捕らえ，捕らえた細菌は細胞膜で包み込むようにして細胞内に取込みます（図6・2）．この細菌を包む袋（小胞）のことを**食胞**といいます．食胞には原形質顆粒**リソソーム**が融合し，リソソーム内のタンパク質分解酵素（カテプシン，エラスターゼ），塩基性タンパク質，リゾチーム，

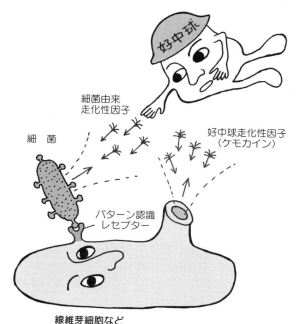

図 6・4　細菌物質に反応した線維芽細胞などが産生するケモカイン，細菌由来の物質に誘われて好中球は細菌の侵入部に集まってくる

デフェンシンなどが放出されます. また**活性酸素**（超酸素ラジカル: O_2^-, 過酸化水素: H_2O_2, 一重項酸素: $^{\bullet}O_2$, ヒドロキシルラジカル: $\bullet OH$）が生成され, それらによって殺菌が行われます.

　グラム陰性菌（グラム染色で染まらない菌）, 特にナイセリア（髄膜炎菌, 淋菌）には補体による細菌破壊（溶菌）作用が有効にはたらきます（図2・13）. ナイセリアの処理にはこの作用が大切なようで補体の欠ける人では髄膜炎菌による髄膜炎を起こしやすいことが知られています.

　ジフテリア菌や破傷風菌は**外毒素**（細菌が外へ放出する毒素, 細菌内に存在し細菌が破壊されたとき放出される毒素は**内毒素**といいます）を放出し, 病気はその外毒素によって生じます. ですからその病気を防ぐには細菌そのものを退治するよりはむしろその外毒素を処理することが重要となります. それは外毒素に結合しその毒性を失わせる**中和抗体**の仕事です（図6・5）.

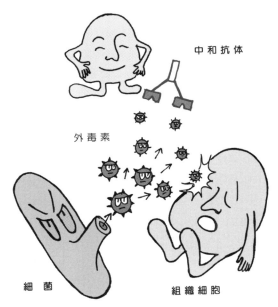

図 6・5　細菌は毒素を放出して病気を起こす場合があるが, 毒素に対する抗体（中和抗体）は毒素に結合してその作用を抑える

6・2　細胞内寄生性細菌・真菌・原虫の防御

　ある種の細菌は化膿菌ほど速く増殖するわけではありませんが，食胞の成熟を抑えてそれへのリソソームの融合を防いだり，活性酸素や窒素酸化物が近づくのを防いだり，食胞から細胞質へ脱出したり，窒素酸化物に対する抵抗物質をつくったり，細胞内で強固な脂質の袋をつくってその中に隠れたりとさまざまの方法を使って食細胞の殺菌作用に抵抗し，細胞内で生存し続け，増殖するという手ごわい細菌です．**結核菌**，**らい菌**，**サルモネラ**，**リステリア**などがその例です．これらの細菌は寿命の短い好中球では対処しきれません．マクロファージがその出番となります．

　マクロファージはパターン認識レセプターで細菌を捕らえ細胞内に取込みます（図2・8）．細菌に抗体が結合していればマクロファージも Fc レセプターをもっていますので食菌が促進されますが，もともと食作用が旺盛なので，好中球ほど抗体の助けを必要としません．ところがマクロファージの普段している仕事は古くなって不要になった細胞や組織の残骸あるいは異物を細胞内に取込んで消化し処理する，いわば掃除役です（図2・7）．そのとき周辺に迷惑をかけてはいけませんから殺菌物質のような物騒なものはつくりません．したがってうっかりすると細菌を捕らえても殺そうとしない可能性があり，細菌はマクロファージの中で増殖したりします．

　細菌を殺すためにはマクロファージに目を覚ましてもらう必要があります．Toll 様レセプターのようにマクロファージを活性化させるパターン認識レセプターで細菌物質に反応したときには目を覚ましてくれる可能性があります（図2・15）．しかしそれでも不十分なことがあります．マクロファージに十分な殺菌作用を発揮させるのは T 細胞が産生する**インターフェロンγ**などのサイトカインです．T 細胞は樹状細胞・マクロファージなどの抗原提示細胞上の MHC クラス II に細菌タンパク質抗原が結合しているのを察知し，あるいは CD1 分子（非古典的 MHC クラス I）に結合している細菌脂質抗原（ミコール酸，リポアラビノマンナンなど）を察知して，活性化され，サイトカインを放出して細菌が侵入してきたことをマクロファージに伝えるのです（図2・

16). なおγδ型T細胞は抗原提示細胞なしに直接細菌のリン酸化合物やストレスタンパク質を抗原として反応することもできます（図5・8）. 好中球には手助けとして抗体や補体がはたらきますが, マクロファージの場合はT細胞の助けが大切ということになります.

　マクロファージは好中球と同じ殺菌物質を用いますが, そのほかアルギニンから生成する一酸化窒素（NO）が重要な殺菌物質となっています.

　結核菌などは相当したたかな細菌ですので, 根絶には時間がかかり長期戦になる可能性があります. その場合細菌が残存し, その物質にマクロファージやT細胞が反応し続けることになります. それらの細胞がつくるサイトカインの作用などによってマクロファージは類上皮細胞となり増殖した線維芽細胞とともに細菌の周辺を取囲み, 細菌をその部分に封じ込めます（図6・6）. こうしてできた新しい組織の塊を肉芽腫といいます. ある局所でT細胞に対する抗原刺激が持続すると肉芽腫がつくられるのです. 中心部の組織は戦いの結果廃虚と化します. 結核の空洞はそのようにしてできます.

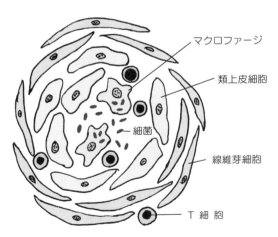

図6・6　細菌が長く存続しそれに対するT細胞の反応が続くと, マクロファージは類上皮細胞となり線維芽細胞とともに増殖して細菌を包囲し, 細菌を封じ込める組織構造をつくる. これを肉芽腫という

　真菌（かびの仲間：カンジダ，アスペルギルス，クリプトコッカスなど）の
防御も好中球，マクロファージによる食菌，殺菌作用が中心となります．
Th17 細胞は IL-17 を産生して好中球を動員し，マクロファージを活性化し，
上皮細胞から抗菌ペプチドを産生させます．Th1 細胞はインターフェロンγを
産生してマクロファージを活性化し，それを助けます．**原虫**（単細胞の寄生虫：

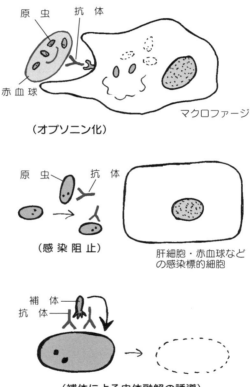

図 6・7　原虫の防御における抗体の役割．マラリア原虫の感染を受けた赤
　　血球は原虫の抗原を表出しているので抗体の結合を受け，マクロファージ
　　に取込まれ，原虫は殺作用を受ける（上）．原虫は抗体の結合を受けると
　　肝や赤血球などの標的細胞に感染する能力を失う（中）．原虫は抗体と補
　　体の作用で融解される（下）

マラリア原虫，トキソプラズマ，トレパノソーマ，ニューモシスチスカリニ（現在は真菌に分類）など）の防御も同様にマクロファージの殺作用とT細胞の補助作用が中心になっていると考えられています．

　マラリア原虫の場合原虫の寄生している肝細胞のキラーT細胞による破壊，抗体の結合を受けた感染赤血球のマクロファージによる取込みと殺虫作用，遊離原虫への抗体の結合による細胞への感染の阻止や補体の活性化による虫体融解作用などもはたらきます（図6・7）．

6・3　ウイルスの防御

　ウイルスは核酸としてDNAかRNAのいずれかしかもたず，生きた宿主細胞中でのみ増殖できる特別な微生物です．細胞外で遊離した状態では何時間かすると死滅してしまいます．

　細胞外に存在する成熟したウイルスに対しては抗体が反応できます．しかし，ウイルスは細胞内に侵入し，核酸を包んでいる物質を脱ぎ捨て，宿主細胞の代謝を利用してその核酸を複製し，それを包む物質を合成させ，それに包まれて成熟するわけですから，細胞内に融け込んだような型で潜んでいるウイルスに対しては抗体ははたらけません．抗体は細胞内に侵入できませんし，細胞内ではウイルスは抗原物質を脱ぎ捨てているからです．細胞内のウイルスを退治するには感染細胞ごとの処理が必要なのです．汚染された細胞を切り捨てて，まだ感染していない細胞を感染から防ぐということをします（図6・8）．一部の細胞を犠牲にして身を護るわけです．トカゲが尻尾をつかまれたとき，尻尾を切り離して逃げる"トカゲの尻尾切り"に似ています．

　それではどのようにして汚染細胞を処理するのでしょうか．それはキラーT細胞やNK細胞によってウイルス感染細胞を破壊することによります．そのことによりウイルスは増殖の母体を失い死滅するわけです．

　感染細胞はウイルスの核酸を包むタンパク質（抗原）を合成していて，それをMHCクラスⅠ分子に結合させて表出していますから，キラーT細胞はそれに反応して感染細胞を破壊します（図2・21）．T細胞が相手を破壊できるよ

うになるには，T 細胞が抗原に反応し一定の過程を経る必要があります．それはおもにウイルス感染細胞の残骸を細胞内に取込んだ樹状細胞やマクロファージが，その中のウイルス抗原を MHC クラス I 分子に結合させ表出し（外来性抗原を MHC クラス I に結合させることを**交差提示**といいます），それに T 細胞が反応し，さらに樹状細胞などからサイトカイン（IL-12）の作用を受けることにより初めて実際にはたらけるようになるためです（図 5・13）.

　NK 細胞も感染細胞がストレスにより表出する物質に NK レセプターで反応し，また感染細胞では MHC クラス I の表出が低下するので，それに反応すべき阻止レセプターからのブレーキがかからず感染細胞を破壊します（図 2・11）. この NK 細胞のはたらきはキラー T 細胞がはたらき始めるのに数日を要するのに比べ直ちに起きますので，感染の初期に重要な意味をもつといえます.

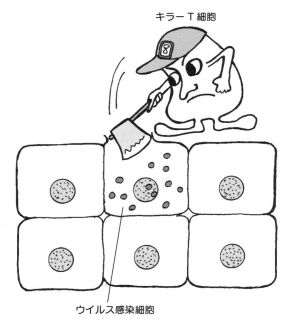

キラー T 細胞

ウイルス感染細胞

図 6・8　ウイルスの増殖の阻止はキラー T 細胞による感染細胞の破壊によっておもに行われる

　このようにウイルスを退治するために一部の細胞が犠牲になるわけですから，そのための障害も生じます．たとえば肝炎ウイルスは肝臓の細胞に感染してもそれほど悪さをせず感染細胞も当分の間生存しています．ところがキラーT細胞がはたらいてそれを破壊しますと肝細胞が破壊されたことによる肝炎の症状がでます．しかしそれによってウイルスはいなくなりますし，肝臓は再生能力の高い臓器ですからいずれ回復します．肝炎という病気にはなりますが，その犠牲によりウイルスから解放されるのです．これが**急性肝炎**という状態です．

　感染細胞の数がごく少ない場合には肝細胞が一部壊されても症状として気づかれずに治ることもあるでしょう．それを**不顕感染**といいます．

　T細胞の反応が起きませんと肝炎にはなりませんがウイルスは増殖し続け，いつまでも残存することになり，そのような人を**無症候性キャリヤー**（保因者）といいます．キャリヤー（carrier）とは持っている人という意味です．T細胞がある程度はたらき肝細胞を破壊するけれども，それが十分でなくウイルスを存続させてしまうと，ウイルス感染細胞がいつまでも存在するので肝炎は続くし，ウイルスも残っているという状態になります．これを**慢性肝炎のキャリヤー**といいます．このことはウイルスに対してどの程度の免疫反応が起きるかで異なった病気の状態が起きることを示しています．犠牲を伴う免疫反応には常に痛しかゆしの側面があるのです．

　細胞に感染してしまってからのウイルスの増殖阻止にはキラーT細胞やNK細胞による感染細胞の破壊が重要であると述べたのですが，そうでもないウイルスがあります．それはポリオウイルスのようなエンテロウイルス，日本脳炎ウイルス・デング熱ウイルスのようなアルボウイルスです．

　これらのウイルスは細胞内での増殖が完了すると自ら宿主細胞を破壊し一斉に遊出してきて，さらに新しい細胞に感染していくという増殖様式をもっています．一般のウイルスの場合，ウイルスは細胞内で成熟すると元の細胞はそのままにして一つずつ隣の細胞に感染していくという広がり方をしますが，それとは異なっています．この細胞融解型の増殖様式の場合は，遊出してきたウイ

ルスに抗体が作用してそれを中和し，その時点でさらなる広がりをくい止める
ことができます（図6・9）．いつまでも宿主細胞中に潜むというようなことも
ありませんから，キラーT細胞やNK細胞によって感染細胞を破壊する必要
もないわけです．したがって，この種のウイルスの増殖阻止には中和抗体のも
つ意味が大きいといえます．

　一般のウイルスについてもからだに侵入してくるときは遊離したウイルスで
す．粘膜上の抗体（分泌型IgA）はそれに結合し，侵入そのものをくい止める
ことができます．肝炎ウイルスのように輸血で感染を受けるときは，血液中の
抗体（おもにIgG）がウイルスが肝臓に到達する前にそれに結合し肝細胞への

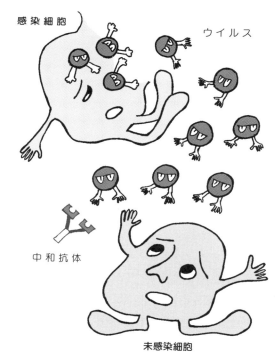

図 6・9　細胞融解性の増殖様式をもつウイルスは増殖すると宿主細胞を破
　　壊して遊出してくるので，抗体はその新しい細胞への感染を阻止できる

感染を防ぐことができます．麻疹ウイルスはのどなどの粘膜から侵入してくる
と思われますが，ついで血液中に入り，肺・皮膚など全身に広がってその細胞
に感染することにより初めて発病します．もし血液中に抗体が存在すればウイ
ルスを中和し，その広がりを抑えて発病を予防します．このように，抗体をもっ
ていれば一般ウイルスについても発症を阻止することができます．抗体はウイ
ルスが細胞に感染する以前であればウイルス退治に有効にはたらくということ
です（図6・10）．

さまざまの細胞はウイルスの感染を受けるとその物質（DNA，RNAなど）
にパターン認識レセプターで反応してⅠ型インターフェロンを産生します．イ

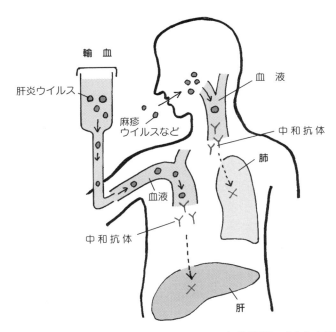

図 6・10 注射などで侵入した肝炎ウイルス，気道粘膜に感染した麻疹ウ
イルスは，ついで血液に入り，肝炎ウイルスは肝に，麻疹ウイルスは肺な
ど全身に広がって病気を起こす．血液中に抗体があればウイルスの標的臓
器への到着を阻止し発病を抑えることができる

ンターフェロンは細胞にウイルス構成物を生成する代謝を抑えウイルスの増殖を阻止する物質をつくらせます．放出されたインターフェロンが周辺の細胞に作用すればそれらの細胞でのウイルス増殖を抑えることができます．インターフェロンは感染の初期のウイルス防御に役立っていると思われます．

6・4　その他の病原体の防御

　クラミジアやリケッチアは DNA，RNA の両方をもった微生物ですが，ウイルスと同じく生きた細胞の中でのみ増殖します．クラミジアの防御については，① キラー T 細胞による感染細胞の破壊，② T 細胞，NK 細胞のつくるインターフェロンγの作用を受けて活性化されたマクロファージによる取込んだクラミジアの殺作用，③ インターフェロンγの作用を受けた感染細胞では，クラミジアの栄養として必要なトリプトファンの欠乏が発生することによるクラミジアの増殖抑制，④ 抗体によるクラミジアの中和，⑤ クラミジアに抗体を結合させることによるマクロファージの食作用の補助とひき続く取込んだクラミジアのマクロファージによる殺作用などが考えられています．

　回虫など多細胞の寄生虫は蠕虫（ぜんちゅう）としてまとめられています．その防御のしくみについてよくわかっているわけではありませんが，蠕虫感染では IgE や好酸球が増加するので，それらのはたらきが注目されています．IgE クラスの抗体が蠕虫に結合し，好酸球が IgE の Fc 部に対するレセプターでそれに結合し，蠕虫に殺傷物質（リソソーム物質，塩基性タンパク質，活性酸素）を作用させることが考えられています．またマスト細胞表面に結合して存在する IgE が蠕虫抗原と反応することによりマスト細胞から放出された化学伝達物質（ヒスタミン・ロイコトリエンなど）あるいは Th2 細胞が蠕虫抗原と反応することにより産生・放出した IL-13，蠕虫の刺激で腸上皮細胞が産生する IL-25，IL-33 の作用を受けた ILC2 が産生する IL-13 が腸に作用し，その蠕動を高め粘液の分泌を盛んにして腸内に寄生している蠕虫を体外に洗い出すというはたらきも蠕虫の排除に大切とされています．

7 予防接種

　獲得免疫の原理を利用して感染症にかからないよう予防するのが**予防接種**です．病気を起こす微生物の感染を受けると，病気になるものの，当の微生物に対応する抗体がつくられ，対応する B 細胞，T 細胞が増殖して数が増え，より成熟しメモリー細胞として残されていますので，つぎに同じ微生物が侵入してきたときは，いち早くその抗体や T 細胞が反応し，B 細胞はさらに抗体を産生し，微生物を退治してしまうので病気になりません．そうした獲得免疫を病気になることなしにつくることができたらそれに越したことはありません．そこで微生物そのものではなく，同じ抗原をもつものの病気を起こさないものが代理として使われます（図 7・1）．これを**ワクチン**とよんでいます．

　天然痘というウイルスによる重い病気を防ぐため，牛の同じような病気である牛痘を起こすウイルスを人の皮膚に感染させるという方法がジェンナーによって開発され，それが予防接種の始まりとなったのですが，ワクチンという言葉は牛痘ウイルスのワクチニア（vaccinia）という名前に由来しているのです．牛痘ウイルスは人には病気を起こす力が弱く，皮膚に小さな病変をつくるだけです．しかし天然痘ウイルスと牛痘ウイルスとは親類のウイルスで同じ抗原をもっているものですから，牛痘ウイルスの感染によって天然痘ウイルスとも反応する免疫がつくられるのです．

　このように生きた微生物を用いるワクチンを**生ワクチン**といいます．天然痘と同じく動物の病気を起こす微生物をワクチンとしているものとしては**結核**の予防に使われる **BCG** があります．BCG は牛結核の原因になる細菌で，人の皮膚に感染させると，病変は皮膚だけにとどまり，結核菌に対する免疫が残されます．そのほかの生ワクチンとしては麻疹（はしか），風疹（三日はしか），水

痘（みずぼうそう），ムンプス（おたふくかぜ），ポリオなどのワクチンがあります．

　人に病気を起こすウイルスを特別の条件下で増殖させていく間に変異を生じさせ，同じ抗原をもつものの，もはや病気を起こす力を失ったウイルスをつくり，それが使われています．**弱毒化ウイルスワクチン**です．

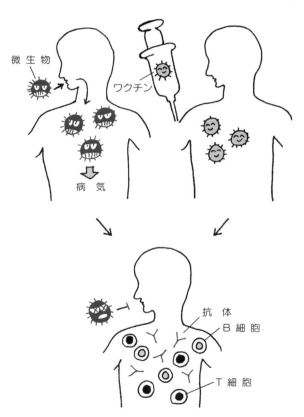

　図 7・1　微生物の感染を受けると病気になるがそれに対する免疫ができ，つ
　　ぎの同じ微生物の侵入時には抵抗力ができている（左）．同じ抗原をもつが
　　病気を起こす力のない微生物を感染させたり，殺した微生物ないしその抗原
　　成分を注射しても同様の効果がある（右）．これが予防接種の原理である

　抗原があれば何も微生物が生きていなくとも，免疫をつくることができます．そこで微生物を殺したものをワクチンとして使うこともあります．それを**不活化ワクチン**といいます．細菌を殺しただけの死菌ワクチンの中には抗原のほかに毒性物質も存在するので，それを注射すると熱が出たり，注射部がはれたり，あるいはもっと重い症状が出たりと副作用が起きることがあります．そこで，副作用を起こす物質を除き免疫をつけるのに必要な抗原成分だけにしたものもあります．これを**成分ワクチン**といいます．

　微生物そのものよりは，その産生分泌する**外毒素**が病気を起こすようなものについては，外毒素を中和する抗体をつくらせることが予防につながります．そこで外毒素を無毒化したものがワクチンとして使われ，それを**トキソイド**といいます．toxin（毒素），oid（類似物）に由来する言葉です．

　ワクチンを与えることを**接種**といいますが，ワクチンの元祖である牛痘ウイルスは，あたかも種を植えるように皮膚に傷をつけそこにウイルスをくっつけるという方法が使われたことからきています．天然痘の予防接種のことは**種痘**といいます．さて，ワクチンの接種は皮下注射によることが多いですが，種痘やBCGでは皮膚に傷をつけてそこにワクチンをぬりつけます．先に粘膜免疫系は全身の免疫系とはある程度独立していると述べました．微生物の侵入そのものを防ぐ最初の防波堤となる粘膜免疫は，抗原を粘膜を通して与えることによって初めてつくられます．ですから，侵入部での水際での防御力（粘膜免疫）をつけるにはワクチンを点鼻，吸入，経口などで投与する必要があります．不活化ワクチンを注射で皮膚から接種したのでは粘膜免疫を十分つけることができません．

　免疫による微生物の防御のしくみは，微生物の種類ごとに少しずつ異なります．また，生ワクチンか不活化ワクチンかなどワクチンの種類によって，あるいは注射か経口かなど接種の経路によって，ワクチンによって誘導されやすい免疫反応に相違が生じます．ですから，微生物の種類ごとにどのようなワクチンをどのように接種するのが望ましいかを考える必要があります．以下そのことについて述べます．

● **外毒素が病気を起こす細菌**

　破傷風菌は傷口などから侵入してきますが，外毒素を産生しそれが神経に作用して筋肉のけいれんを起こさせるので，外毒素が病気の原因となります．ジフテリア菌も鼻やのどの粘膜から侵入し，その産生する外毒素が局所や神経（ジフテリア後麻痺），心臓（心筋炎）に病気をもたらします．ですからワクチンとしては外毒素を中和する抗体をつくらせることが目的になります．そこでトキソイドがワクチンとして使われます．

● **食作用に抵抗性の細菌**

　肺炎球菌やインフルエンザ桿菌は表面に莢膜という固い皮をもっていて，そのままでは好中球が捕らえることができません．莢膜に抗体を結合させてオプソニン化すれば，好中球はFcレセプターで菌に結合している抗体を捕らえ菌を細胞内に取込んで殺菌することができるようになります．ワクチンの目的はそうしたオプソニン抗体をつくらせることになります．莢膜の多糖類がワクチンとして使われています．

● **一般のウイルス**

　ウイルスは細胞に侵入しその中で宿主細胞を利用して増殖するわけですから，その増殖を抑えるにはウイルス感染細胞を破壊するキラーT細胞を誘導することが重要です．キラーT細胞はおもにCD8$^+$T細胞に属し，細胞内で生成された抗原がMHCクラスIに結合したものに反応するのですから，生ワクチンによりそのウイルスを感染させた細胞にウイルス抗原を生成させることがその目的にかなっています．不活化ワクチン抗原は通常樹状細胞などの抗原提示細胞によってMHCクラスIIに結合されて提示されるのですが，特別のはたらきによりMHCクラスIに結合されて提示されることがあり（交差提示），したがってCD8$^+$T細胞の反応も導く可能性があることはあるのですが，からだの中の細胞に抗原を生成させた方がより有効に抗原提示されます．したがって，生ワクチンの方が効率がよいのです．麻疹・風疹・ムンプス・ポリオには生ワクチンが使われています．

ウイルス抗原を決定している遺伝子を注入し，人の細胞にその抗原を生成させるという方法があり，DNA ワクチンといいますが，抗原を細胞に生成させるわけですからこのワクチンもキラー T 細胞の誘導に有効です．

● 血中に入り標的臓器に到達して病気を起こすウイルス

　B 型，C 型肝炎ウイルスは注射などにより血液中に入り，肝に到達して病気を起こします．日本脳炎ウイルスは蚊に刺されたことにより侵入し血液に入って脳に到達し病気を起こします．もし血液中に抗体が存在すればウイルスは中和され，肝や脳に至ることはなく発病はくい止められます．また A 型肝炎ウイルス，ポリオウイルスは口から侵入し腸で一次増殖したのち，血液に入りそれぞれ肝，脊髄に到達してそこで増殖し病気を起こします．これらのウイルスによる発症も血中に抗体があれば抑えることができます．血液中に抗体をもたせることは不活化ワクチンの注射でも十分可能です．もちろん，生ワクチンも有効です．

● 細胞融解型のウイルス

　細胞の中で増殖がすむと宿主細胞を破壊して一斉に遊出し，新しい細胞に感染していくという増殖様式のウイルスについては，増殖過程の阻止にも抗体が有効にはたらきます．日本脳炎，ポリオ，デング熱のウイルスはそのようなウイルスです．不活化ワクチンの注射でもそうした抗体をつくらせることが可能です．

● 一 般 細 菌

　基本的に一般細菌に対してはそれをオプソニン化したり，補体の活性化を誘導したり，その毒素を中和したりする抗体が防御に重要です．百日咳菌，コレラ菌，肺炎球菌，インフルエンザ桿菌などが予防接種の対象になっています．不活化ワクチンでその抗体をつくらせることが可能です．百日咳には菌全体を使ったワクチンを用いると毒素も含まれていて脳障害などの副作用の危険があり，抗原を精製したもの（成分ワクチン）が用いられます．

● 細胞内寄生性細菌

　細胞内でも生存し続けるような細菌，たとえば結核菌については，それを食菌・殺菌するマクロファージを活性化するヘルパーT細胞（Th1細胞）を誘導することが予防に大切です．この場合，抗原提示細胞（樹状細胞）が成熟し，活性化されていないと十分なT細胞の反応が得られません．生ワクチンですと，病原体関連分子パターンなど抗原提示細胞を活性化し成熟させる成分ももっていますのでその目的を達することができます．もし不活化ワクチンを使うなら，抗原物質だけでなく抗原提示細胞を活性化するような**アジュバント**（抗原に添加することによって，免疫を誘導する能力を高めるような物質）と一緒に注射する必要があります．

● 粘膜での増殖が発症に結びつく微生物

　粘膜での増殖そのものがすでに病気を起こしてしまうような微生物については粘膜への感染自体を抑えないといけません．その目的にかなう分泌型IgAなど粘膜での防御にかかわっている粘膜免疫は，皮膚に不活化抗原を注射するような方法では得られません．粘膜を通して抗原を与える粘膜ワクチンが理想的です．

　ロタウイルスは腸で増殖し下痢などの病気を起こすウイルスですが，その予防に経口生ワクチンが開発されています．ポリオは不活化ワクチンの注射でも有効と述べたのですが，神経麻痺を起こす病気を防げても，腸でのウイルスの増殖は抑えません．人から人への感染を防ぐには腸でもウイルスの増殖を防ぐ経口生ワクチンが優れています．麻疹・風疹・ムンプス・インフルエンザなどのウイルスは最初は鼻やのどの粘膜で増殖するわけですから，それを防ぐには粘膜ワクチン（点鼻，吸入，経口など粘膜経由で接種するワクチン）が優れていましょう．ただ生ワクチンなら注射による接種であっても，粘膜でのウイルスの増殖も起こり粘膜免疫をつけることが可能と思われます．

8 免疫反応のブレーキ役

　免疫反応は感染防御などに重要なわけですが，一つの戦いでもあるわけで，味方にも損害が及ぶことがあります．必要最小限の反応であるべきでしょう．また仕事がすんでしまえば，いつまでもはたらき続けるのは無駄なことです．そこで，適度のところでブレーキをかけるさまざまのしくみが存在するのです．

8・1　活性化誘導細胞死

　B細胞やT細胞は抗原に反応すると，その抗原を退治する仲間を増やすため増殖し，そして抗原を処理する反応を起こします．B細胞やT細胞がこのように活性化されますとその多くは**Fas分子**（CD95）を表出するようになります．活性化されたT細胞はその対応分子**Fasリガンド**（レセプターなどの対応分子をリガンドといいます）も表出します．Fas分子にリガンドが結合しますと，Fas分子は細胞内に**アポトーシス**を起こして死ぬよう信号を送ります．そのため活性化されたB細胞，T細胞の多くは一部メモリー細胞を残して死んでいき，反応は終結していくのです（図8・1）．

　活性化されたことにより仕事がすめば死ぬように導かれるので，この現象は**活性化誘導細胞死**とよばれます．仕事をした特定の抗原に対応するリンパ球が数が増えたままそのまま残っていると，つぎに他の抗原に反応するとき他のリンパ球のはたらきのじゃまになるのであえて数を減らすものと考えられます．一つの負のフィードバックといえましょう．

　このような自殺はFas分子からの信号でカスパーゼという酵素が活性化され，ついで他の酵素もはたらいて核の成分を分解することにより起きます．ア

ポトーシスを起こしたリンパ球はマクロファージに捕らえられ細胞内に取込まれて消化されることにより処理されます. 死細胞の有害物質が遊出することがないので周辺の組織に危害を与えることもありません.

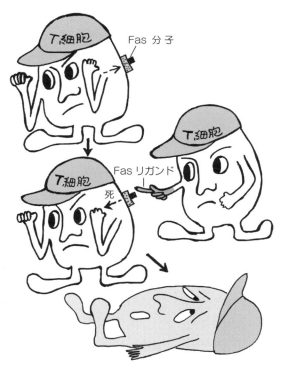

図 8・1 T細胞やB細胞は抗原と反応すると活性化され仕事をするが，同時にFas分子を表出する. 活性化T細胞は同時にその対応分子（リガンド）も表出する. リガンドがFas分子に結合するとリンパ球はアポトーシス（細胞死）を起こす

8・2 抑制分子の表出

T細胞は抗原提示細胞上の MHC 分子に結合している抗原に抗原レセプター（T細胞レセプター）で反応し，同時に共刺激分子 CD28 で抗原提示細胞上の

対応分子 CD80 ないし CD86 に反応することにより仕事を開始します．T 細胞が活性化されるとやがて **CTLA-4** という分子を表出するようになります．この分子も CD80 や CD86 分子と結合しますが，CD28 よりも相手と強く結合する性質があるので CD28 に優先して CD80/CD86 に結合します．CTLA-4 が相手と結合したという信号は細胞に活動を止めるよう指示します．かくして T 細胞は仕事を中止するようになります（図 8・2）．

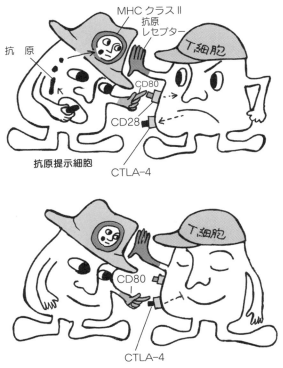

図 8・2 T 細胞は抗原レセプターで相手と反応し，同時に共刺激分子（CD28）に対応分子（CD80）が結合すると活性化される．活性化されると CTLA-4 分子を表出するようになり，それに CD80 分子が結合すると仕事を中止する

　同様の分子としては活性化 B 細胞，T 細胞が表出する **PD-1** 分子（リガンドはさまざまの臓器細胞が表出している），活性化 Th1 細胞，B 細胞が表出する **BTLA** 分子（リガンドは樹状細胞・マクロファージ・B 細胞が表出している）などがあります．B 細胞では **CD22**，**CD72**，**PIR-B**（paired Ig like receptor）分子が B 細胞が活性化されるとはたらき始め，B 細胞にブレーキをかけます．

8・3　レギュラトリー T 細胞

　T 細胞や B 細胞にはたらきをやめるよう指示する T 細胞があり，**レギュラトリー T 細胞（制御 T 細胞）**あるいは**サプレッサー T 細胞（抑制 T 細胞）**とよばれています．これらの T 細胞は免疫反応が進むと仕事をしている T 細胞や B 細胞あるいは抗原提示細胞に作用してブレーキをかけます（図 8・3）．さまざまの種類のものが知られていますが，その作用のしくみがはっきりしているのは **Th3 細胞**や **Tr1 細胞**で，Th3 細胞は TGF-β，Tr1 細胞は IL-10 というサイトカインを放出し相手の細胞のはたらきを抑えます．**CD4$^+$ CD25$^+$ レギュラトリー T 細胞**も重要な制御細胞ですが，CTLA-4 という分子を表出して他の T 細胞の CD28 分子の CD80 への反応を阻害したり，他の T 細胞の増殖に必要な IL-2 を消費したり，他の T 細胞の活性化を抑制する IL-10，IL-35，TGF-β を産生したりして，他の T 細胞の機能を抑制するようです．

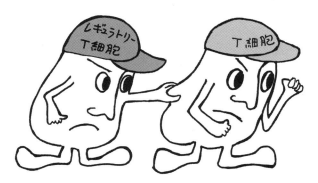

図 8・3　T 細胞の反応が起きると同時にレギュラトリー(制御)T 細胞も出現してくる．レギュラトリー T 細胞は他の T 細胞に仕事をやめるよう指令する

東京化学同人
新刊とおすすめの書籍
Vol.14

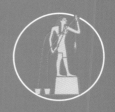

科学の今をわかりやすく生き生きと伝える

現代化学
CHEMISTRY TODAY

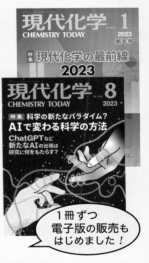

毎月18日発売　定価 880 円

◆ 最前線の研究動向をいち早く紹介

◆ 第一線の研究者自身による解説や
インタビュー

◆ 理解を促し考え方を学ぶ基礎講座

◆ 科学の素養が身につく教養満載

定期購読しませんか？

1冊ずつ
電子版の販売も
はじめました！

お申込みは
こちら↓

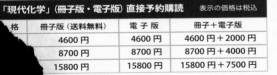

格	冊子版（送料無料）	電子版	冊子＋電子版
	4600 円	4600 円	4600 円 ＋ 2000 円
	8700 円	8700 円	8700 円 ＋ 4000 円
	15800 円	15800 円	15800 円 ＋ 7500 円

「現代化学」（冊子版・電子版）直接予約購読　　表示の価格は税込

11　東京都文京区千石 3-36-7　TEL:03-3946-5311 FAX:03-3946-5317

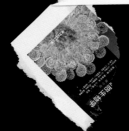

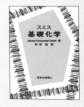

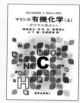

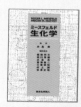

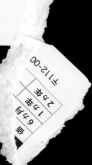

8・4 Fc レセプター

IgG の Fc 部に対するレセプターにはいくつかの種類があり，好中球・マクロファージは Fcγ レセプター I，IIa を，NK 細胞は Fcγ レセプター IIIa をもち，B 細胞とマクロファージは Fcγ レセプター IIb をもっています．Fcγ レセプターIIb は他のものと異なり細胞に仕事をやめるよう信号を送ります．B 細胞が抗体を産生し，その抗体が抗原と結合しますと抗原に結合している抗体は B 細胞上の Fcγ レセプター IIb に結合します．この抗原に反応しようとした B 細胞は同時に Fc レセプターでも反応するものですから，はたらこうとしません（図 8・4）．このように抗体がつくられるとその抗体によって B 細胞は仕事をやめるという負のフィードバックが成立するのです．

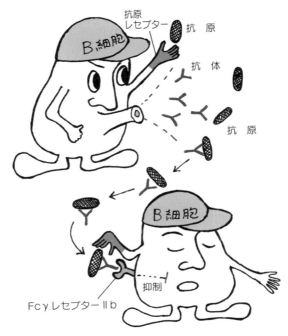

図 8・4　抗体がつくられるとそれは抗原に結合する．抗原と結合した抗体はその Fc 部で B 細胞上の Fc レセプター（Fcγ レセプター IIb）に結合し，その抗原に反応する B 細胞にはたらきを中止するよう信号を送る

8・5 抗イディオタイプ抗体

抗体のV領域は対応抗原ごとに異なった構造をもっています．この抗体ごとに違っている部分を**イディオタイプ**といいます．ある抗体がつくられるとそのイディオタイプに対して抗体がつくられるという現象があります．ある抗体がつくられるとそのイディオタイプがからだの中に急に増加することになります．あたかもイディオタイプが抗原の侵入と同じような状況をつくるのでそれに対する抗体がつくられるのだと思われます．この最初の抗体のイディオタイプに対する抗体のことを**抗イディオタイプ抗体**といいます．

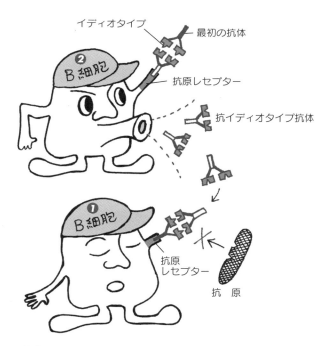

図 8・5 抗体がつくられるとその抗原結合部の構造（イディオタイプ）に対する抗体（抗イディオタイプ抗体）が B 細胞 ❷ によりつくられる（上）．抗イディオタイプ抗体は元の抗体をつくる B 細胞 ❶ の抗原レセプターに結合するなどして，B 細胞 ❶ の反応を抑える

　抗イディオタイプ抗体は，最初の抗体に結合してその抗原と反応する能力を失わせ，最初の抗体と同じ抗体をつくるB細胞の抗原レセプターに結合してB細胞が抗原と反応するのを遮断します（図8・5）．このため最初の抗体の産生は止まり抗体が減少します．これも抗体産生の負のフィードバックの一つとなります．抗イディオタイプ抗体がつくられるとそれに対する第二の抗イディオタイプ抗体がつくられ，最初の抗イディオタイプ抗体の産生を抑えることになります．こうした反応がつぎつぎと生じ，最初の抗体産生により始まった波紋はしだいに治まっていくのです．これを**イディオタイプネットワーク**といいます．

8・6　細胞内での活性化の制御

　免疫細胞が抗原レセプター，サイトカインレセプター，パターン認識レセプターで相手と反応したという刺激は，そのシグナルを細胞内に伝えるさまざまの分子を活性化します．その中にはシグナル伝達分子のリン酸化による場合があります．同時に**ホスファターゼ**（脱リン酸化酵素）がはたらくと伝達分子を脱リン酸化して，それに歯止めをかけることができます．また，伝達分子にユビキチンというタンパク質が結合すると，その分子はリソソーム（細胞質の酵素などを多く含む顆粒）やプロテアソーム（細胞質の巨大酵素）で破壊され失活します．したがってユビキチン化分子（**E3ユビキチンリガーゼ**など）の誘導も歯止め役になります．タンパク質は当の遺伝子（DNA）がmRNAへと転写され，mRNAがタンパク質へと翻訳されてつくられます．特定のmRNAに結合してその翻訳を抑える**miRNA**（短いRNA）が出現することも負のフィードバックとなります．

　はたらけなくなった臓器を代行するために，他の個体から健康な臓器をもらうことを**臓器移植**といいます．ヒトからヒトへのように同じ種属に属する個体からの移植を，**同種移植**（アロ（allo-）移植）といいます．同じヒトでも，一卵性双生児のように遺伝子が全く同じコピーどうしのような相手からもらう場合は，特に**同系移植**といいます．動物では純系動物間の移植です．ブタの心弁をヒトの心臓に移植するなど他の種属の動物からもらう場合は，**異種移植**（ゼノ（xeno-）移植）です．熱傷などで欠損した部分の皮膚に自分の他の部分の皮膚を移すことは，**自己移植**（オート（auto-）移植）といいます．

　同系移植ではコピーのような相手の臓器ですから本人のものと寸分違わず，"非自己"の部分はありませんから免疫反応は生じません．自己移植では自分の組織ですから当然免疫反応は起きません．一般に行われるのは同種移植ですが，同じ種属に属していても各個体は他の個体と少しずつ違ったところがあり，他の個体の細胞を移入するとその"非自己"物質に対し免疫反応を起こします．このような同一種属の中で個体ごとに違いがあり，免疫反応を誘導するような抗原のことを**同種抗原**といいます．また同種抗原に対する抗体のことを**同種抗体**といいます．血液型や HLA 抗原は同種抗原です．

9・1　血液型と輸血反応

　輸血は貧血に対して赤血球を注入し貧血を改善する治療法ですが，一種の臓器移植といえます．この場合赤血球の同種抗原が問題となります．赤血球の同種抗原のことを**血液型**といいます．

　さまざまのシステムの血液型がありますが，特に重要なのはA, B, Oシステムで，赤血球にA型抗原がある人（A型），B型抗原がある人（B型），A型とB型の両方の抗原がある人（AB型），A型もB型もない人（O型）に分けられます．そして人は自分にない型に対して抗体を保有しています．A型の人はB型に対する抗体，B型の人はA型に対する抗体，O型の人はA型とB型の両方に対する抗体をもっています．　AB型の人はどちらの抗体ももっていません．

　どうして他人の血液の侵入を受けたことがなくとも抗体をつくっているのでしょうか．A, B型は糖鎖抗原で，実は人に感染するような細菌の中にはA型，B型と同じ抗原をもつものがあり，人は環境中のそれらの細菌と接触する間に知らず知らず自分にないA, B型抗原に対して抗体をつくってしまっているのです．生まれたての赤ちゃんはこうした抗体をもっていないのですが，何週かするとそうした細菌の侵入を受けて抗体をつくり始めるのです．このように当の物質に侵入されたわけではないのにその抗原に対する抗体が存在する場合，それを**自然抗体**といいます．

　A型の人は血清中にB型に対する抗体をもっていますから，B型の人の赤血球を輸血すると，その赤血球に抗体が反応し補体を活性化して赤血球を破壊してしまいます．あるいは抗体ついで活性化補体成分（C3b）の結合を受けた赤血球は脾などのマクロファージに捕らえられ破壊されます（図９・１）．赤血球が破壊されるわけですから輸血した意味がないわけですが，それどころか，破壊された赤血球から大量に遊出したヘモグロビンが腎臓に障害を与えたり，活性化された補体（C3a, C5a）が好塩基球からヒスタミンを放出させ，それによってショック，呼吸困難が起きるという大変重い症状が出る恐れがあるのです．ですから型の違った赤血球を輸血することはできません．

　これは異型輸血による一つの輸血反応です．輸血に伴って起きる不都合な症状を広く**輸血反応**といいますが，こうした同種免疫反応による場合が多いのです．白血球や血小板にも同種抗原が存在しますので，それに対する抗体の反応も原因となります．

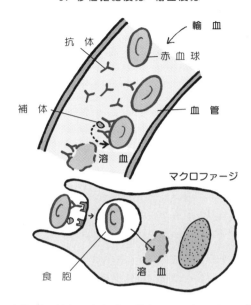

図 9・1 血液型の異なる赤血球が輸血されると，それは抗体の結合
を受け，補体の作用で血管内で破壊されるか，脾などのマクロファー
ジに捕らえられ細胞内で破壊される

　血液型は凝集反応（赤血球どうしを抗体が結びつけて赤血球の集塊ができる
反応）で定めることができます．抗A抗体（B型の人の血清が使えます），抗
B抗体（A型の人の血清が使えます）それぞれに調べたい赤血球を反応させて
みて，抗A抗体でのみ凝集を起こしたらその赤血球はA型，抗B抗体でのみ
凝集を起こしたらB型，両方で凝集したらAB型，いずれでも凝集が生じなかっ
たらO型と判定されます（図9・2）．これを血液型の**タイピング**といいます．
A型，B型に対する抗体はおもにIgMクラスなので凝集反応がよく起きます．
　Rhシステムも問題になります．RhシステムにはC, c, D, E, eの五つの抗原
がありますが，特に抗原としての作用が強いRh-D型と，作用がやや強くそ
れをもたない人がかなりいるRh-E型とが注目されます．日本人ではRh-D
型をもたない（Rhマイナスといいます）人は0.5%と少ないのですが，そのRh

マイナスの人に Rh プラスの人の赤血球を輸血すると問題が生じます. 初回には時間が経ってから抗体がやっとできてきますので特に何も起きません, 2回目以降が問題です. というのは Rh 型については自然抗体が存在しないのです. Rh 型はタンパク質の抗原なので細菌などにはそうした抗原はなく, 細菌などとの接触でそれに対する抗体がつくられるようなことはないからです. Rh プラスの輸血を受けて初めて抗体をつくるのです. 2回目にはすでに抗体が存在する可能性があるので, 輸血をすると輸血反応が起きる心配がでてきます. Rh マイナスの人には Rh マイナスの人の血液を輸血する必要があります.

　A, B, O 型のようにほとんどの人に自分にない型に対する抗体がある場合, その抗体を**規則抗体**といいます. 一方 Rh 型のように過去に輸血を受けるなどした一部の人しか抗体をもっていないような抗体を**不規則抗体**といいます.

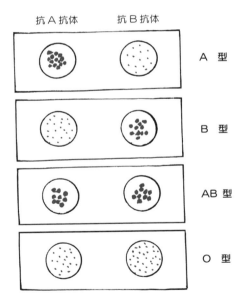

　図 9・2　ABO 式血液型の判定. ガラス板の左のくぼみに抗 A 抗体を, 右のくぼみに抗 B 抗体を入れておく. 調べたい赤血球を入れ, 左のみ赤血球の凝集がみられれば A 型, 右のみみられれば B 型, 両方でみられれば AB 型, 両方ともみられなければ O 型と判定する

　A, B, O 型, Rh 型以外にも数多くのシステムの血液型があるのですが, 抗原としての作用があまり強くないこと, 輸血の際すべてをチェックすることは困難なことがあり, 通常タイピングは行われません. ただ万一ということがありますので, 輸血前に供与者 (ドナー) の赤血球と受容者 (レシピエント) の血清を反応させ凝集反応が起きるかどうかをチェックします. レシピエントがドナーのなにがしかの血液型に対して抗体をもっていれば凝集反応が起き, 輸血してはいけないことを示します. ドナーの血清とレシピエントの赤血球との反応もチェックします. この検査を交差適合試験といいます.

9・2　母親の同種抗体による胎児赤血球の破壊

　Rh マイナスの母親が Rh プラスの児を妊娠し出産すると, 出産時などに児の血液が母のからだに入り, 母親は児の赤血球の Rh–D 抗原に対する抗体を

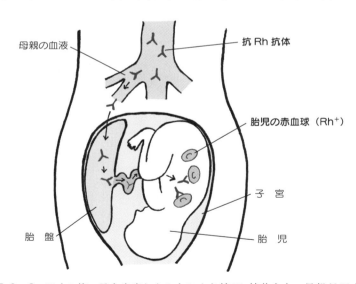

図 9・3　Rh$^+$の第一子を出産したことにより抗 Rh 抗体をもつ母親が Rh$^+$の
　　　第二子を妊娠すると, 抗体は胎盤を経由して胎児に至り胎児の赤血球に結
　　　合する. 胎児の赤血球は破壊される

つくってしまいます．この母親が再び Rh プラスの児を妊娠すると，その抗体は IgG クラスなので胎盤を通って胎児の血液中に侵入し，児の赤血球を破壊してしまいます（図9・3）．そのため胎児は貧血を起こします．遊出したヘモグロビンやそれが代謝されてできたビリルビン（黄色い物質，それが皮膚や眼の結膜に沈着すると黄疸となります）は母親によって処理されますが，出生するとこの大量のビリルビンは児の力だけでは処理しきれず黄疸を呈するようになります．皮膚が黄色くなるだけでなく，ビリルビンは脳に障害を与えることにもなります．大変危険な病気になってしまうのです．交換輸血などビリルビンを減らし赤血球を増やす治療が行われます．

　A, B, O 型についてはどうでしょうか．たとえば児が A 型で母が O 型というような組合わせの妊娠はけっこう多いはずです．しかし問題を起こすことはあまり多くありません．というのは抗体はおもに IgM クラスなので胎盤を通過しないからです．といっても母親が IgG クラスの抗 A 抗体をかなりもっている場合もあり，その場合は同じ問題が発生します．母親は妊娠出産を経験して抗体をつくったわけではありませんから，その場合最初の妊娠の児でも病気が起きる可能性があります．

9・3　同種免疫病

　他人の同種抗原に対する抗体の反応で起きる前記のような輸血反応や児の溶血疾患のことを**同種免疫病**といいます．白血球や血小板あるいは血漿タンパク質の**同種抗原**に対する抗体の反応で，輸血時に発熱，じんま疹，ショック，呼吸困難がでることも時にあります．また母親がつくった白血球同種抗原（MHCクラス I のほかにも好中球固有の同種抗原があり HNA システムといいます）に対する抗体によって出生児の好中球が減少していたり，血小板の同種抗原（HPA システム）に対する抗体によって出生児の血小板が減少し出血を示すようなこともあります．移行してきた抗体の半減期は 3 週ほどですので，児に病気を起こした母親由来の抗体はしだいに消失し，児はしだいに回復します．

9・4 組織適合抗原

　輸血の場合, 血液型について主要なものが同じである人の血液を輸血します. 腎など一般の人の臓器の移植の場合はどうでしょうか. 白血球や臓器細胞には血液型よりはるかに多種類の同種抗原があり, それが一部でも違った人の臓器を移植するとその同種抗原に対し免疫反応を起こし, 移植臓器を障害するという拒絶反応が起きます. このような移植拒絶反応に結びつく同種抗原のことを**組織適合抗原**といいます.

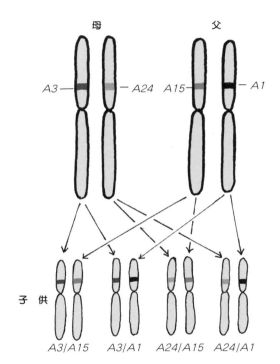

図 9・4 遺伝子は染色体上に存在し, 染色体は2本が対になっていて, 相同遺伝子がそれぞれに存在する. したがって *HLA-A* の遺伝子座もそれぞれの染色体上に存在するので, 1人の人は *HLA-A* の遺伝子を2個もち, 抗原も2個もつことになる. 子供は両親から1本ずつの染色体を受けとるので, 2個の HLA-A 抗原について4通りの組合わせの子供ができる

その中で特に重要なものを定めている遺伝子は染色体（ヒトでは第6染色体短腕）の特定部に集まっているので，それらを**主要組織適合（遺伝子）複合体**（**MHC**, major histocompatibility complex）といいます．ヒトでは*HLA*（human leukocyte antigen, ヒト白血球抗原）（遺伝子）複合体といいますが，それはその遺伝子が定めている抗原が当初白血球に存在する同種抗原として知られたからです．

*HLA*の遺伝子座にはクラスⅠとして*HLA-A*, *HLA-B*, *HLA-C*が，クラスⅡとして*HLA-DP*, *HLA-DQ*, *HLA-DR*があります．そのほか個人間の相異がない非古典的クラスⅠとして*HLA-E*, *HLA-F*, *HLA-G*, *HLA-H*, *CD1*などがありますが，これらは拒絶反応にかかわりません．

染色体は2本が対になっています（**相同染色体**）．したがって，たとえば*HLA-A*の遺伝子座は両方の染色体上にあるので1人の人は*HLA-A*について2個の遺伝子をもつことになります．*HLA-A*の遺伝子には変異体として40ほどのものがあり，1人の人はその中の2個をもつことになります．変異体は*HLA-A1*, *HLA-A2*のように番号が付されています．たとえばある人は*HLA-A*について*HLA-A3*と*HLA-A24*とをもつというようになります（図9・4）．もし両方の染色体がその遺伝子座に同じ遺伝子をもっていたら（ホモ接合体），その1個しかもたないということも起こります．*HLA-B*については70ほどの，*HLA-C*については10ほどの，*HLA-DP*には5ほどの，*HLA-DQ*には10ほどの，*HLA-DR*には20ほどの変異体が知られていて，1人の人はそれぞれについてその中から2個ずつの遺伝子，したがって2個ずつの抗原をもっているわけです．一般の人の中からそれらが全部同じ人を見つけるのは容易でないことがおわかりでしょう．

拒絶反応にはHLA-A, HLA-B, HLA-DR抗原が特に問題になるので，それらが一致している人が供与者（ドナー）としてまず選ばれます．普通の細胞にもA, B抗原がありますので，A, B, O血液型の一致も必要です．MHC抗原以外の組織適合抗原は**副組織適合抗原**といい，MHCほどではありませんが，拒絶反応にかかわることがあります．

　ある人とほぼ同じ HLA 抗原で，一応移植可能なドナーとなりうるという人は近親者でない限り 1 万人に 1 人ぐらいです．ですから移植希望の人の HLA 抗原が何であるかを登録しておき，ドナー臓器が手に入ったとき，その臓器と HLA 抗原が最もよく適合した患者が選ばれて移植を受けるというシステムがつくられているのです．もちろん，近親者，特に兄弟の中には HLA の近似した人がいる可能性は高いです．

　それではどのようにしてそれぞれの人の HLA 型を決めるのでしょうか．原理は基本的に血液型のタイピングと同じです．ただし，赤血球は HLA 抗原をもっていませんので，代わりに血液中の白血球が使われますが，顆粒球は壊れやすいので残りのリンパ球を主体とする白血球が使われます．そしてリンパ球は凝集反応に適していないので**細胞傷害試験**が行われます．

　すなわち，調べたい人のリンパ球にさまざまの HLA 型に対する抗体を別々に反応させ，さらに補体を加えてみてリンパ球が補体の作用で壊されるかどうかをみるのです．リンパ球が壊されたかどうかはエオシンという色素で染めて知ることができます．死んだ細胞は赤く染色されるようになります．リンパ球に抗体が反応すればそのことによって補体が活性化されて，そのリンパ球は破壊されます．どの型に対する抗体によってリンパ球が破壊されたかにより型を定めることができます．抗体が反応したことはそのリンパ球がそれに対応する HLA 抗原をもっていることを意味するからです．

　先に述べましたように，それぞれの人は，たとえば HLA-A についていずれかの二つの型をもっているはずです．さまざまの HLA-A 型の抗体のうち HLA-A3 に対するものと HLA-A24 に対するものとによってリンパ球が破壊されたとしたら，その人の HLA-A 型は HLA-A3，HLA-A24 ということになります．HLA-B，HLA-C についても同様に定められます．MHC クラス I についてはそうしてタイピングされます．

　ところでリンパ球の 80％ほどは T 細胞です．そして T 細胞は通常 HLA クラス II 抗原をもっていません．そこで，MHC クラス II である HLA-DP，HLA-DQ，HLA-DR については T 細胞を除いてクラス II 抗原をもつ B 細胞など（単

球，樹状細胞も含まれている）を用いて調べます．少し手間がかかりますが，HLA の遺伝子を調べることでも HLA のタイピングができます（**DNA タイピング**）．そしてより細かく分析ができます．HLA–DR については DNA タイピングがよく使われるようになりました．

　臓器提供者（ドナー）のリンパ球と移植を受ける人（レシピエント）のリンパ球とを混ぜてみますと，もし 2 人の HLA クラス II が異なっている場合，それぞれの T 細胞は相手の B 細胞・単球・樹状細胞上のその抗原に反応し細胞分裂を始めます．同じ HLA クラス II だとそのようなことは起きません．そのようにしてもお互いの HLA クラス II が一致しているかどうかを知ることができます．これを**混合リンパ球反応**といいます．

9・5　移植拒絶反応の起こり方

　レシピエントがあらかじめドナーの細胞のなんらかの抗原に対する抗体をもっている場合は移植はできません．臓器は急速に死滅してしまうからです．

　臓器を移植するときその臓器に栄養や酸素を送っている血管とレシピエントの血管とをつなぎ，レシピエントの血液が移植臓器中を流れるようにするのですが，もしその血液中にそうした抗体が存在すると，その抗体は移植臓器の血管の表面にある内皮細胞に結合します．その結果補体が活性化され，あるいはその抗体に好中球が反応して内皮細胞は傷害を受けます．その結果内皮細胞から放出された物質によって血漿から線維素が生成され血球を巻き込んで集塊がつくられます．これを**血栓**といいますが，血栓によって臓器へ血液を流す血管が詰まってしまい，臓器の生存に必要な酸素や栄養が供給されなくなり臓器がすぐに死んでしまうのです（図 9・5）．

　たとえあらかじめ抗体をもっていなくとも組織適合抗原がどこか異なるドナーの臓器を移植すれば，その抗原に T 細胞が反応し，数日後にはキラー T 細胞が出現して移植臓器の細胞を攻撃するようになります．このときナイーブキラー T 細胞が直接移植細胞の HLA 抗原に反応することもありますが，多く

の場合，移植細胞から遊出した HLA 抗原をレシピエントの樹状細胞が捕らえ
それを処理してつくった断片を自身の HLA 分子に結合させて表出したものに
反応しエフェクターとしてのキラー T 細胞に分化します．ヘルパー T 細胞も
それに反応し，IL-2 などを産生してそれをキラー T 細胞に作用させてその反
応を助けるとともに，CD154 分子を表出しそれを樹状細胞上の CD40 に作用
させて樹状細胞を活性化し IL-12 を産生させてキラー T 細胞の反応を助ける
という型をとっています（図 9・6）．さらに B 細胞も組織適合抗原に反応し抗
体をつくり始めます．その結果移植臓器はしだいに廃絶に追い込まれます．

　一卵性双生児でない限り，すべての組織適合抗原が完全に同じというドナー
はまずいません．兄弟の中では 4 人に 1 人の確率で HLA が同じという人がい

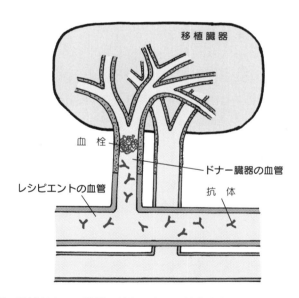

図 9・5　移植ドナーの臓器に対してすでに抗体をもっている人に臓器移植
　をすると，その抗体は移植臓器を養う血管の内皮細胞に反応し，その結果，
　血液凝固を起こす物質が内皮細胞から放出されるなどして，血栓（血の塊）
　が形成され，移植臓器は血流がとだえることにより急速に死滅する（超急
　性移植拒絶反応）

る可能性はありますが（図9・4），それでも副組織適合抗原は一致していると
は限りません．したがってどうしても多少の拒絶反応は起きてしまいます．そ
こで免疫反応を抑える薬（免疫抑制薬）を使ってそれを抑えるようにします．

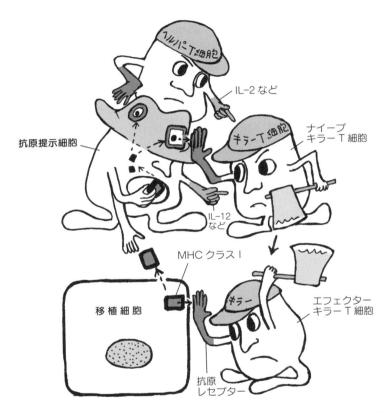

図 9・6 移植細胞由来の MHC 抗原を捕らえた樹状細胞などの抗原提示細胞
はそれを表出する．ヘルパー T 細胞（CD4$^+$ T 細胞）はその MHC クラス II
に反応し，抗原提示細胞に IL-12 を産生するよう指令する（樹状細胞上の
CD40 分子に T 細胞の CD154 分子を結合させるなどして）．また IL-2 を放
出する．抗原提示細胞上の MHC クラス I に抗原レセプターで反応したナ
イーブキラー T 細胞（CD8$^+$ T 細胞）は抗原提示細胞からの IL-12，ヘルパー
T 細胞からの IL-2 などによってエフェクターキラー T 細胞に分化し，移植
細胞の MHC クラス I に反応して移植細胞を破壊する

9・6　移植片対宿主反応

　すべての血球（赤血球・白血球・血小板）は骨髄でつくられますが，そのはたらきが悪くなると再生不良性貧血になります．このような人には健康人の骨髄血中の血球の元になる細胞（造血幹細胞）を移植する治療が行われます．実際には骨髄血を注射器で採取してそれを輸血します．白血病やがんに対して強力な薬物治療をしますと，悪い細胞が廃絶されると同時に血球をつくるはたらきも障害されてしまいます．このような場合にも同様の治療が行われます．生まれつきリンパ球をつくることができず，免疫のはたらきが欠けている人（原発性免疫不全症）にも同じ処置をし，リンパ球のもとになる細胞を移植することにより健康人由来のリンパ球で免疫機能を回復させることが行われます．

　このとき，ある問題が起きるのです．強力な薬物療法が行われ免疫機能の落ちた人，生まれつき免疫機能の悪い人はもとより，もともとは免疫機能の正常

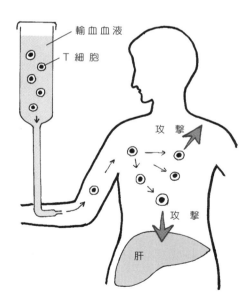

図 9・7　輸血などで侵入してきたＴ細胞は，もし拒絶反応を受けないと，生存し続け宿主の臓器細胞を攻撃して病気を起こす（移植片対宿主反応）

な再生不良性貧血の人でも，拒絶反応を抑えるため，また骨髄中の自分の細胞を除いて移植細胞が住みつきやすくするため，免疫抑制薬の使用や全身放射線照射が行われます．こうした人では免疫が十分はたらかず移植拒絶反応が起きにくくなっています．ドナーの骨髄細胞は拒絶されずに生存することになりますが，中に含まれているリンパ球も生存し続けます．そしてその中のT細胞は宿主（レシピエント）の臓器には自分とは異なる組織適合抗原が存在するのでその臓器細胞を攻撃します．肝臓がやられ黄疸が，皮膚が傷害され発疹が，腸が損傷され下痢が生じるなど重い症状が現れ，しばしば生命にかかわる事件が発生するのです（図9・7）．これを，移植された細胞が宿主を攻撃するという意味で**移植片対宿主反応**といいます．免疫抑制薬の使用などで対処します．

　通常の輸血ではたとえその中に生きたリンパ球が存在していても，拒絶反応で殺してしまうので問題が起きませんが，免疫機能の悪い新生児に大量の輸血をしたり，心臓手術で体中の血液が入れかわるほどの大量の輸血したときには，ドナー血中のリンパ球が拒絶されずに生存し，同様の問題を起こす恐れがあります．こうした事故を避けるため現在では輸血に際し血液に放射線を照射しリンパ球を殺しておいてから注入するようになっています．輸血の目的は赤血球や血小板を補うことであり，それらは放射線の影響を受けませんので，そうした処置をしても問題ありません．

9・7　胎児はなぜ拒絶されないか

　染色体は2本が対になっていますが，子供の細胞の染色体はその1本は母親から，他の1本は父親からきたものです．HLA抗原の遺伝子は第6染色体上にあり，子供の染色体も母由来のものと父由来のものとから成り，したがって子供の細胞は母の二つのうちのどちらかのHLA抗原と父の二つのうちどちらかのHLA抗原とを表出していることになります（図9・4）.

　母親のおなかにいる胎児はその付属器である胎盤で母親の子宮の壁に付着し，母親の血液から酸素や栄養物をもらい，不要となった二酸化炭素や老廃物質を母親の血液へと排出しています．すなわち，胎児と胎盤は母親にとって移

植された臓器と同じようなものであり，しかもそれらは母親には存在しない父親由来の HLA 抗原をもっているはずです．どうして母親は胎児や胎盤に対して移植拒絶反応を起こさないのでしょうか．

　胎児の組織で母親の血液と直接接触しているのは胎盤の栄養膜細胞です．母親からの免疫学的攻撃を第一に受ける可能性があるのはこの部分です．ところが，栄養膜細胞は HLA クラス II を表出していません．HLA−クラス I については，一部の栄養膜細胞が非古典的 HLA クラス I（HLA−E，HLA−G）を表出していますが，それは個体ごとの多様性がありませんから T 細胞の反応の対象になりません．ごく一部の細胞が HLA−C を表出していますが，古典的 HLA クラス I の中では最も多様性が少ないものです．ですから母親との直接の接触をしている部分は T 細胞の反応を受けにくくできているといえます（図 9・8）．

　また，妊婦は，妊娠中にしだいに胎児の父親由来の HLA クラス II 抗原に対する抗体をつくることが知られていて，その抗体が胎児を拒絶する反応を阻止

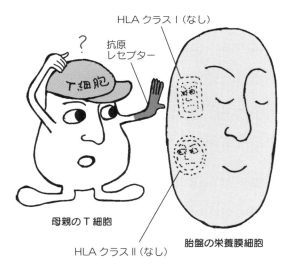

図 9・8 　胎盤の栄養膜細胞は HLA 抗原を表出していないので，母親の T 細胞が反応することはない

する上で重要なはたらきをしていると考えられています．この抗体は胎児の
HLA クラスⅡを表出している細胞のその抗原に結合し，T 細胞が反応すべき
部分を覆ってしまいます．したがって T 細胞は反応を起こすことができなく
なると考えられます．そこでこの抗体のことを T 細胞の反応を遮断するとい
う意味で**遮断抗体**といいます（図9・9）．この抗体がつくられにくい人では早
期に流産を起こしやすいとされていて，拒絶を防ぐこの抗体の重要性を裏書き
しています．習慣性流産の治療の目的で夫のリンパ球を妻に注射して夫の
HLA クラスⅡ抗原に対する抗体をつくらせるということが行われています．

　胎盤は妊娠の維持のために大量の性腺刺激ホルモン（ゴナドトロピン），女
性ホルモン（プロゲステロン）をつくりますが，これらのホルモンは免疫反応
を抑える作用ももっています．また子宮内壁の脱落膜中に存在するマクロ
ファージは T 細胞の反応を抑える IL-10 や TGF-β といったサイトカイン，
トリプトファン由来のキヌレニンを分泌しています．これらの免疫抑制物質は
子宮付近に高濃度に存在し，その部分での免疫反応を特に強く抑制すると考え

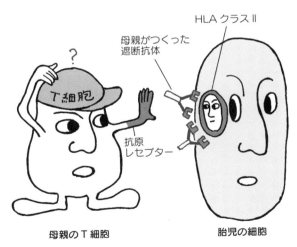

図 9・9　母親は夫側の HLA クラスⅡ抗原に対する抗体をつくる．その抗体
　　　は胎児・胎盤の HLA クラスⅡ抗原に結合し遮断するので，母親の T 細胞は
　　　その抗原に反応できない

られます（図9・10）．レギュラトリー T 細胞，Th1 細胞を抑える Th2 細胞の
関与も考えられています．

　さらに子宮の脱落膜細胞は Fas リガンド，PD-1 リガンドを表出しています．
T 細胞や B 細胞が抗原と反応して，活性化されると Fas 分子や PD-1 分子を
表出するようになります．Fas 分子に対応分子（リガンド）が反応すると，
Fas 分子はリンパ球にアポトーシス（自殺死）を起こすよう信号を送りますし，
PD-1 分子がリガンドに反応するとリンパ球にアネルギー（休眠状態）になる
ような信号を送ります．したがって，この部分で T 細胞や B 細胞が活性化さ
れてもそれらがはたらけないようにしくまれているわけです（図9・11）．

　栄養や酸素をもらうためには母親の血液と密接に接触しないといけないので
すが，しかしそれは母親からの免疫学的攻撃を受けやすいことにもなります．
そうした矛盾を解決するため以上のような巧妙なしくみがはたらいているわけ
です．

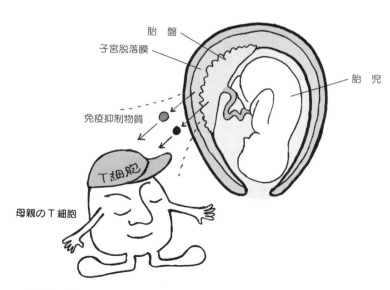

図 9・10　胎盤や妊娠中の子宮脱落膜はさまざまの免疫抑制物質を
　　産生するので，この付近では母親の T 細胞ははたらけない

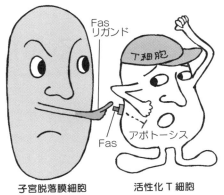

図 9・11　もし母親の T 細胞が反応してしまうと，Fas 分子を表出するので，子宮脱落膜細胞が表出している Fas リガンドの作用を受け，アポトーシス（細胞死）を起こしてしまうので，その部分でははたらかない

9・8　免疫反応による不妊

　妻にとって夫の精子は女性には存在しない抗原をもつ細胞であり，拒絶反応の対象になる可能性があります．もし妻が抗精子抗体をつくってしまい，それが子宮内に分泌されて存在しても，精子に対する抗体すべてが問題を起こすわけではありません．しかし特定の分子に反応する抗体があるとそれは侵入してきた精子に結合し，精子を動けなくしてしまいます（**精子不動化抗体**）．精子は卵子にまで到達することができず，卵子は受精することができません．このように抗精子抗体の存在は不妊症の一因ともなっています．

9・9　妊娠中の病気と免疫

　妊娠高血圧症候群（妊娠中毒症）の発症には胎児に対する慢性の移植拒絶反応が関与しているとの考えがあります．腎臓に免疫複合体（抗原が抗体の結合を受けてできた集塊）の沈着がみられ，その反応がタンパク尿や高血圧の原因でないかというのです．一方，胎児が死亡したにもかかわらずそれを排除する免疫反応が生じないと，胎芽や胎盤が存続して**胞状奇胎**になるのでないかと考えられています．

10 がんを抑える免疫

10・1 免疫はどうしてがん細胞に気づくのか

　私たちのからだの中ではさまざまの環境刺激などでしばしばおかしな細胞が出現し，それは増殖が止まらなくなるとがんになります．免疫のしくみは常に目を光らせてそのような細胞をいち早く見つけ出し，退治してがんの発生を防いでいると考えられています．これを**免疫学的監視機構**とよんでいます．

　それでは免疫はどのようにしてその細胞ががん細胞だと気づくのでしょうか．がん細胞には正常な細胞にはみられないような物質が強く発現してそれが抗原としてはたらくことが一つです．そのような抗原としてはがん遺伝子（細胞を増殖させ続ける遺伝子など）によってつくられた物質，がん化し細胞の代謝が変わったことによってできた物質，正常には眠っている遺伝子ががん化により発現してつくった物質（胎児がん抗原：胎児期には存在した抗原など），免疫反応を受けないような部位に存在する細胞がもつが，それががん細胞でも

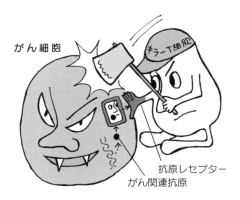

図 10・1　がん細胞は正常な細胞には表出されていない抗原（がん関連抗原）をつくっている．それが MHC クラス I 分子とともに表出されていると，キラー T 細胞はそれに反応し，がん細胞を破壊する

つくられるようになった物質（精巣がん抗原など）などがあります．それらを
がん関連抗原とよんでいます．こうした抗原を MHC 分子に結合させて表出し
ているような細胞が出現すれば，それは T 細胞の反応相手になるわけです．
キラー T 細胞がはたらいてそうした細胞は破壊されます（図 10・1）．

　がん細胞は感染を受けた細胞と同じくストレスが加わり，それによって表出
されるような物質（MIC，ULBP，RAE など）をもっています．NK 細胞はそ
れに対するレセプターをもっていてそれに反応します．しかし正常な細胞でも
そうした物質を表出することがあります．NK 細胞はもう一つ別のレセプター
（阻止レセプター）をもっていて，相手の細胞が十分 HLA クラス I 抗原を表出
しているとそれを察知して行動を止めてしまい，正常細胞はそのことによって
NK 細胞の攻撃を受けないようになっているのですが，がん細胞ではしばしば
HLA クラス I 抗原の表出が低下しています．そこで一部のがん（リンパ腫など）
は NK 細胞の作用で破壊されるのです（図 10・2）．

　T 細胞ががん関連抗原に反応して活性化されてインターフェロンγなどのサ

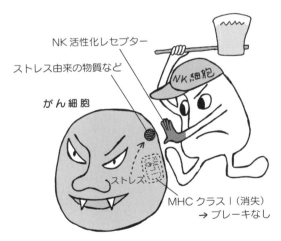

図 10・2　がん細胞はストレスによって生じるような物質を表出している．
NK 細胞は NK 活性化レセプターでそれに反応し，がん細胞を破壊する．が
ん細胞では MHC クラス I の表出が低下していることが多いので NK 阻止
レセプターははたらかず，NK 細胞のはたらきは抑えられない

イトカインを放出すると，近くのマクロファージはそれによって活性化され，がん細胞をアポトーシスによる死に導くサイトカイン（TNF-α など）を放出してがん細胞をやっつけるという機序もはたらくと考えられます（図 10・3）.

　がん関連抗原に対しては抗体もつくられますので，抗体の結合したがん細胞に K 細胞（NK 細胞の一部）やマクロファージが抗体を介して結合し相手を傷害するというはたらきも起きる可能性がありますが，実際には抗体には大きな期待はできず，がん退治の主役は T 細胞や NK 細胞と考えられています.

10・2　免疫を逃れるがんの作戦

　免疫学的監視機構があると考えられているにもかかわらず，しばしばがんができてしまいます．その理由としてはいくつかのことが考えられています.

　一つはがん細胞のがん関連抗原が十分表出されず，T 細胞が反応できない場合です（図 10・4）. がん細胞の中にはがん関連抗原をよく表出しているものとそうでないものとが混在しているとすると，よく表出しているものは T 細

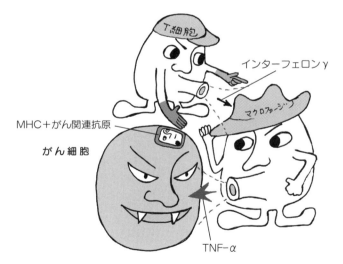

図 10・3　がん細胞上の MHC 分子に結合しているがん関連抗原に反応した T 細胞はインターフェロンγ などを産生し，マクロファージを活性化する. 活性化されたマクロファージは TNF-α などの傷害物質を放出して，がん細胞のアポトーシス（細胞死）を誘導する

胞によって破壊され除かれますが，表出の悪いものは生きのび，やがてそれら
が主体となることも考えられます．がん細胞が表面にシアル酸などの物質を分
泌してがん関連抗原を覆ってしまっても同じことが起きます．たまたまがん関
連抗原に反応する抗体がつくられてそれが抗原を覆ってしまいT細胞が反応
できないことも考えられます．そのような抗体を**遮断抗体**といいますが，二つ
の抗原結合部のうち一方がすでに遊離抗原と結合しているような抗体の方がそ
のような遮断効果が強いとされます．

　もう一つはがん細胞に反応すべきT細胞が休眠状態（**アネルギー**）になっ
てしまう場合です．抗原提示細胞は古くなったがん細胞あるいはその崩壊物質
を取込んでがん関連抗原をMHC分子に結合させて表出しますが，微生物物質

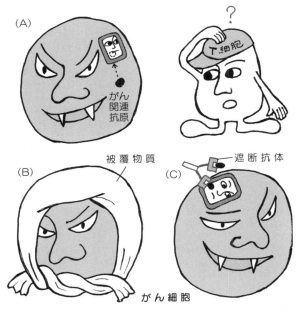

図 10・4　がん細胞はがん関連抗原を表出しないようにし，T細胞の反応を
　さける（A）．がん細胞は表面に被覆物質を産生し，がん関連抗原を覆って
　しまうのでT細胞が反応できない（B）．がん関連抗原に対する抗体がつく
　られると，それはがん細胞上の抗原に結合し，遮断してしまうのでT細胞
　が反応できない（C）

を取込んだときと異なり，相手は病原体関連分子パターンをもたず，それに反応することがなく活性化されていない可能性があります．そうした未熟な抗原提示細胞は共刺激分子の表出が悪く，T細胞の反応を助けるサイトカインも分泌しません．そうした抗原提示細胞の提示する抗原に反応したT細胞はアネルギーに陥ってしまう可能性があります（図5・11, 10・5上）.

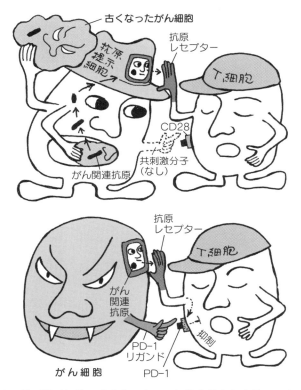

図 10・5　抗原提示細胞は老廃化したがん細胞を捕らえ取込んでも，細菌などを捕らえたときと異なり活性化されないので，共刺激分子を十分表出しないし，サイトカインも産生しない．したがってT細胞は抗原レセプターで抗原と反応してもそれらの補助信号を欠くため，活性化されない（上）.　がん細胞はPD-1リガンドを表出している．T細胞が抗原レセプターで抗原と反応するとPD-1分子を表出するので，リガンドの作用をPD-1に受け，はたらかないようにする信号をもらってしまう（下）

　T細胞は抗原に反応して活性化されると **PD-1** という分子を表出します.
PD-1 に対応する分子（**PD-1 リガンド**）はさまざまの組織細胞に表出されて
いますので，がん細胞も表出している可能性があります．PD-1 でそのリガン
ドに反応すると T 細胞はアネルギーに導かれます（図 10・5 下）．T 細胞は
PD-1 のほかにも **CTLA-4**（抗原提示細胞などの CD80 がリガンド）など同じ
ようなはたらきの分子も表出します.

　そのほか，がん細胞を攻撃する T 細胞のはたらきを抑えてしまうような**レ
ギュラトリー（制御）T 細胞**が出現してくることが知られています．免疫反応
を抑えてしまうような T 細胞は**レギュラトリー T 細胞**あるいは**サプレッサー
T 細胞**とよばれるのですが，そうしたレギュラトリー T 細胞には，がん関連抗
原に反応する T 細胞を選択的に抑制するものと，そのほかの T 細胞の反応も
抑えてしまうような非特異的なものとがあります．後者の場合，感染を防ぐ T
細胞も抑えてしまい，がん患者が感染症にかかりやすくなる一因となっている
と考えられます.

　さらに，がん細胞が T 細胞のはたらきを抑えるような物質（TGF-β, プロ
スタグランジン E_2, α フェトプロテインなど）を分泌し，それによって T 細
胞が反応できなくなってしまうこと，腫瘍内では免疫反応を抑えるような物質
（IL-10, TGF-β, プロスタグランジン E_2, キヌレニンなど）を分泌するマク
ロファージが出現して T 細胞のはたらきを抑えてしまうことなども考えられ
ています（図 10・6）．**腫瘍関連マクロファージ**といいます.

　どうしてレギュラトリー T 細胞や免疫抑制マクロファージが出現してくる
のかよくわかっていませんが，がんが存在すると多数のがん細胞が存在するの
で大量の抗原物質が持続的につくられることになり，それが未熟な抗原提示細
胞によって提示されることがレギュラトリー T 細胞の誘導に適しているから
かも知れません．またがん細胞が抑制マクロファージを誘導するような物質を
つくっているからかも知れません.

　そのほかの免疫回避の機序としては，がん細胞が抗原を大量に分泌するので,
その遊離抗原が T 細胞の抗原レセプターに結合してしまい，T 細胞ががん細胞

上の抗原に反応できなくなる，同じように NK 細胞の標的物質を大量に分泌して NK レセプターをふさいでしまい NK 細胞ががん細胞を攻撃できなくしてしまうということも考えられます（図10・7）.

　このように，がんはさまざまの手を使って免疫の目を逃れて生育し病気を起こすと思われます．免疫がしっかり相手を見つけ出して退治してしまえるか，がんの逃避作戦が成功するかで，がんになるかどうかの運命が定まると思われます．ストレスがあるとキラー T 細胞や NK 細胞のはたらきが悪くなるとされています．ストレスを避けることもがんを防ぐのに大切でしょう．

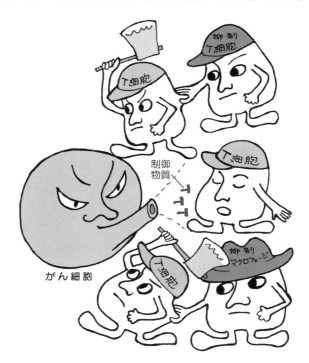

図 10・6　がんがあるとレギュラトリー（制御）T 細胞が出現しやすい．それは T 細胞の反応を抑える（上）．がん組織はさまざまの免疫抑制物質を産生するので，T 細胞のはたらきが抑えられてしまう（中）．がんがあると，免疫反応を抑えるようなマクロファージも出現しやすい．それは T 細胞のはたらきを抑える（下）

10・3　免疫を使ってがんを治す

　私たちのからだにはもともとがんを退治する免疫のはたらきが備わっているのだとすると，その力を強めることにより，劣勢となっていた戦いを優勢に戻せるかも知れません．さまざまの工夫がされ，一部のがんでは効果が得られています．いくつかの試みを紹介しましょう．

　患者さんの血液からリンパ球を採取し，それにサイトカイン（IL-2 など）を作用させ増殖させて数を増やし，活性化してその能力を高め患者さんに戻すという方法があります（図 10・8）．がんをやっつける T 細胞や NK 細胞，LAK 細胞を質・量ともに十分にして劣勢をくつがえそうというわけです．この場合，がん関連抗原に反応する T 細胞はごく一部にしかすぎません．そこで，T 細胞レセプターの代わりにがん関連抗原に対する抗体の遺伝子を T 細胞に導

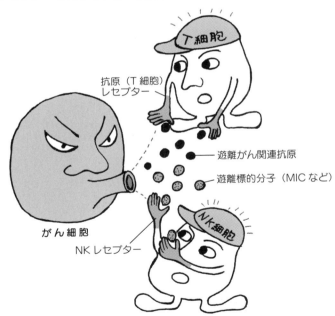

図 10・7　がん細胞は，がん関連抗原や NK レセプターの標的分子を大量に分泌する．それらは T 細胞の抗原レセプター，NK 細胞の NK レセプターに結合し，レセプターを遮断するので，T 細胞や NK 細胞ははたらけなくなる

入して抗体を表出させ，すべてのT細胞ががん関連抗原に反応するようにして注入する方法が工夫されています．このとき，抗体が相手と反応したというシグナルを細胞内に伝えるCD3分子や共刺激分子（CD28）の遺伝子を抗体遺伝子につなげておきます．このような抗原レセプターを**キメラ抗原レセプター**（CAR，chimeric antigen receptor）といいます．キメラとはいろいろなものが混在している状態をいいます．

　抗原提示がうまくいかずT細胞が誘導されない可能性が考えられるので，患者さんの血液から樹状細胞を採取し適当なサイトカインを作用させて成熟させ，それにがん関連抗原を付加したものを患者さんに戻すという方法も使われています．単にがん関連抗原を注射して免疫反応を導くというやり方も行われますが，それより効果が高いと思われます．がん関連抗原で免疫する場合，そ

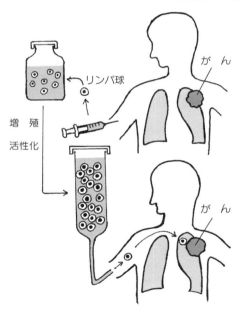

図 10・8 がん患者のからだの中にはがん細胞を攻撃できるリンパ球（T細胞）やNK細胞が存在する．リンパ球を取出し，サイトカインを加えるなどして，それらを増殖させて数を増やし，活性化して患者に戻すと，それらは有効にがんを破壊する可能性がある

の中で有効にキラー T 細胞の反応を導ける抗原ペプチドを選択して，それを免疫するのが有効と考えられます．キラー T 細胞はその人の HLA クラス I と抗原ペプチドとの組合わせに反応するので，当の患者さんの HLA と組合わせのよいペプチドを選んで用います．**がんペプチドワクチン療法**といいます．

がん関連抗原に対する純粋な抗体をつくることが可能になりましたのでそれを利用した治療も行われます．抗体そのものは先にも述べたようにがん細胞をやっつけることにあまり期待できないので，その抗体に毒物，抗腫瘍薬あるいは放射性物質を結合させたものを注射することが行われます（図 10・9）．この抗体はがん関連抗原に対するものですから正常の細胞には反応せず，がん細胞にだけ集中的に結合します．ですから毒物・薬物・放射線はがん細胞にだけ作用することが期待できるわけです．ちょうどミサイル（誘導弾）に爆薬を搭載して特定の対象だけ集中的に攻撃するのに似ているので，これを**ミサイル療法**といいます．

こうした治療に使う抗体に正常な細胞にも反応するような抗体が混じっていたら大変です．純粋にがん関連抗原と反応する抗体だけのものでないといけません．**単クローン性抗体**といってそのような抗体を手に入れる方法が見つかっ

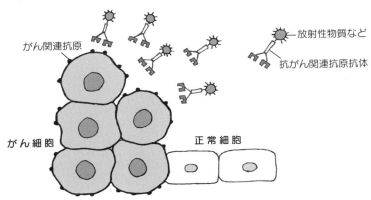

図 10・9 がん関連抗原とだけ反応する抗体に抗がん薬や放射性物質，毒物などを結合させてがん患者に注射すると，その抗体は正常細胞には結合せず，がん細胞にのみ結合するので，薬物，放射線，毒物はがん細胞にだけ作用しそれを傷害する（ミサイル療法）

たのです．1個の抗体産生細胞を増殖させてコピー細胞をつくりますと，それは元の細胞のつくる抗体と同じ抗体をつくるはずです．こうしたコピー細胞の集団をクローンといい，そのつくる均質な抗体を単クローン性抗体といいます．

　抗体産生細胞を増殖させるといっても通常の細胞はせいぜい数回の細胞分裂をしたあと死んでしまいますから，クローンの細胞数はわずかにすぎず，得られる抗体も微々たるものです．そこで抗体産生細胞としてがん化した骨髄腫細胞と抗体産生細胞とを融合した細胞を用いることが行われます．この融合細胞のことを**ハイブリドーマ**といいます．**ハイブリッド**（hybrid）は混血，オーマ（-oma）は腫瘍という意味です．このハイブリッド細胞は，抗体産生細胞の特定の抗体をつくるという性質と，がん細胞としての無限に増殖し続けるという両方の性質をもっています．1個のハイブリドーマを増殖させてクローンをつくり，いくつかのクローンの中で目的とする抗体をつくっているクローンを選びます．そのクローンはいくらでも増えますので大量の抗体を手に入れることができるのです．

　EBウイルスはB細胞をがん化させる作用がありますので，抗体産生細胞にEBウイルスを感染させ，いくつかのクローンをつくり，その中で目的の抗体をつくっているクローンを選択し，それをさらに増殖させて抗体を入手するという方法もあります．さらに特定の抗体の遺伝子を増殖し続けている適当な細胞に導入して，その細胞に抗体をつくらせるということも行われるようになりました．単クローン性抗体は特異性の高い均質な抗体ですので，がんの治療だけでなく，さまざまの目的に応用されています．

　がんに対する免疫が充分はたらかない理由の一つとして，がん細胞や抗原提示細胞がPD-1リガンドを表出していて，がんを攻撃しようと活性化したT細胞の表出する**PD-1**に作用してT細胞にブレーキをかけていることが考えられます．そこで，PD-1あるいはPD-1リガンドに対する抗体を注射しそれらの分子を遮断する治療が行われます．**CTLA-4**などPD-1と同様のはたらきをする分子がいくつか知られていますが，それらに対する抗体も使われます．そうした抗体を**免疫チェックポイント阻害薬**といいます．

11 アレルギー：困った免疫反応

　免疫のしくみはもともと異質なものからからだを護るためにつくられたと考えられますが，ときに免疫反応が起きたためかえってからだに危害が生じることがあります．善意の行為があだになるといった状態です．これを**アレルギー**といいます．病原体のようにからだに重大な害を及ぼす相手に対しては多少からだに犠牲が生じる戦いをしてでも相手を倒す必要がありますが，花粉のように鼻の粘膜に付着しても特に何事もなく放置してもよいような相手に，重大な相手と勘違いして鼻汁を大量に出し，くしゃみをするといった大げさな反応をしてそのため病気が起きるなら，かえってそのような免疫反応は起きてくれない方がよいのですが，免疫のしくみはそこまで完ぺきではないのです．

　アレルギーには，蚊に刺されたとき皮膚が膨れてかゆくなるといった症状のようにだれにでも起きるようなものと，スギ花粉症のように特定の人にだけ起きるものとがあります．一部の人にだけ起きる理由には，遺伝素因，原因物質（抗原）と接触する機会が多いかどうか，環境要因（大気汚染など），ストレスの有無などがあげられます．

　アレルギーをもたらす免疫反応のメカニズムにはいくつかの類型があります．実際にはそのいくつかが重なって病気を起こしていることもありますが，理解しやすいように中心となっている類型ごとに説明していきます．

11・1　IgE クラスの抗体によるアレルギー

　私たちが普段アレルギーといっている病気には，アレルギー性鼻炎（鼻汁，鼻づまり，くしゃみ），気管支ぜん息（呼吸困難），アレルギー性結膜炎（目の

充血，かゆみ），じんま疹（膨疹，かゆみ），消化管アレルギー（腹痛，下痢），アナフィラキシーショック（血圧低下，意識喪失），アトピー性皮膚炎（湿疹）などがありますが，おもに IgE クラスの抗体がはたらくことによると考えられていて，それは I 型アレルギーともいいます．

　ある抗原（アレルギーの原因になる抗原を特にアレルゲンといいます）に対して IgE クラスの抗体がつくられますと，それはマスト細胞，好塩基球の表面の IgE の Fc 部に対するレセプター（Fcε レセプター）に結合します（図 3・10）．その IgE 抗体に当の抗原が反応すると，その刺激でマスト細胞などは細胞質顆粒中に既存のヒスタミンなどを放出し，ロイコトリエンなどを新たに生成して放出します．これらの物質のことを化学伝達物質（ケミカルメディエーター）といいます．組織に反応を起こすよう伝える化学物質だからです．

　アレルギー反応が起きるためには二つの過程があります．まず抗原が侵入してきたことにより IgE 抗体をつくって，抗原との反応を起こす準備状態をつくる段階です．これを感作といいます．感受性（相手に反応できる状態）を作るという意味です．感作され IgE 抗体をもっている時点で同じ抗原が再び侵入してくると，それはマスト細胞上の IgE に反応し，マスト細胞から化学伝達物質が放出され症状が発現します．この段階を誘発といいます．最初の抗原の侵入では症状がでません．何回か抗原の侵入を受け IgE クラスの抗体がつくられ，その量が一定量に達したとき，その時点での抗原との反応で症状がでるのです．"以前は卵を食べてもなんともなかったのに，あるときからじんま疹が出るようになった"などとというのはそのためです．

　化学伝達物質には，① 臓器の筋肉（平滑筋）を収縮させる，② 細血管を拡張させる，③ 血管の透過性を高めて水分・血漿成分・白血球の血管からの遊出をもたらす，④ 粘液の分泌を誘導する，⑤ 神経を刺激する，⑥ 白血球をよび寄せるなどの作用があります．そのことにより，化学伝達物質が放出された部位で，組織反応が起き症状が出ます．

　スギ花粉を吸入してそれが鼻の粘膜に付着し，その抗原に上記の反応が起きますと，神経を刺激して，その神経反射で鼻汁の大量の分泌が起きます．神経

の刺激でくしゃみをします．血管の透過性が高まり血中の水分が漏出して粘膜に浮腫（むくみ）をもたらし鼻づまりが生じます．すなわち**アレルギー性鼻炎**の症状がでるわけです．

　イエチリダニを吸入して気管支でその抗原に対する反応が起きますと，気管支を囲んでいる平滑筋が収縮し気管支が細くなり，空気の通りが悪くなるため呼吸が苦しくなります．粘膜の浮腫も起こり通り道は一層細くなります．そして粘液（痰）の分泌が多くなり，空気の通り道をふさぎます（図 11・1）．**気管支ぜん息**です．

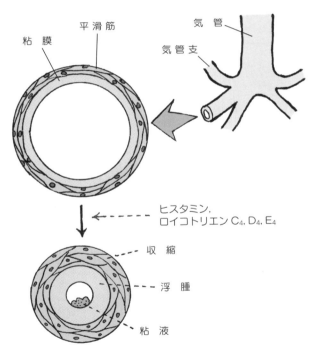

図 11・1　気管支でヒスタミン，ロイコトリエンなどの化学伝達物質が放出されると，気管支をとりまく平滑筋が収縮し気管支が細くなる．粘膜は浮腫により腫脹し，粘液が多くなってさらに気道は狭くなり，呼吸困難になる（気管支ぜん息）

　食物の抗原が腸から吸収され, 血液を介して真皮(皮膚の深い部分)に到達し, そこで反応が起きると, 血管透過性亢進により水分が血管外に漏れ出し膨疹(蚊に刺されたときのような皮膚のはれ)ができます. 血管が拡張しその部分が赤くなります. 神経が刺激を受けかゆみが生じます(図11·2). **じんま疹**です.

　食物などの抗原に対し腸で反応が起きると, 腸の平滑筋が収縮し腸の蠕動が高まるので腹痛や下痢が起きます. **消化管アレルギー**です.

　抗生物質の注射, ハチ刺されなどでその抗原に血液中などで反応が起こり血中に大量の化学伝達物質が放出されると, 全身の末梢部の血管が拡張し, 血液は末梢部に停滞して心臓に戻ってくる血液が減少します. 血圧が低下し, 意識を失ったりします. これが**アナフィラキシーショック**とよばれる状態です.

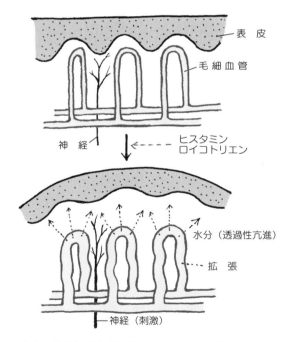

　図 11·2　皮膚で化学伝達物質が放出されると, 血管の透過性が高まり, 水分が漏出して膨疹ができる. 血管が拡張し皮膚が赤くなる. 神経が刺激を受けかゆみが生じる(じんま疹)

　アトピー性皮膚炎でも IgE の関与が考えられていますが，発病に至るメカニズムがいまだはっきりされていません.

　こうした病気は抗原が侵入してから数分あるいは数十分で症状がでるので**即時型アレルギー**ともいいます．化学伝達物質の放出が終わるとしばらくして症状が治まってきますが，数時間後に再び症状がぶり返してくることがあり，それを**遅発アレルギー反応**といいます．これは化学伝達物質によって好酸球などの白血球が反応部に集まってきて活性化され，それらも化学伝達物質を放出し，他の組織傷害物質も放出することによるとされています（図 11・3）.

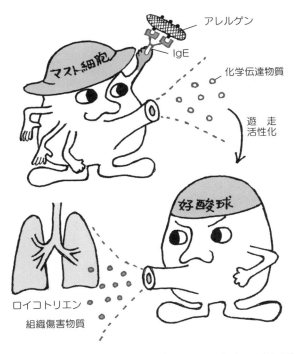

アレルゲン

IgE

化学伝達物質

遊　走
活性化

ロイコトリエン

組織傷害物質

図 11・3　マスト細胞上で IgE と抗原（アレルゲン）との反応が起きると，さまざまの化学伝達物質が放出されるが，それにより好酸球が集まってきて，それも化学伝達物質や組織傷害物質を放出する．そのことによりアレルギーの症状が数時間後に再燃し，またその部の組織に不可逆的な病変がもたらされる

　好酸球の反応などにより組織は損傷を受け，症状を繰返すうちに組織が元に戻らない病変を残してしまうことがあります．従来，このような病気は化学伝達物質によって組織が一過性の反応をして一時的な症状をもたらすのだと考えられていたのですが，永続的な病変ももたらすことがわかってきたのです．そのような組織の変化を**リモデリング**とよんでいます．特に，気管支ぜん息で気道のリモデリングを起こし不可逆的な呼吸機能障害を残すことが注目されています．

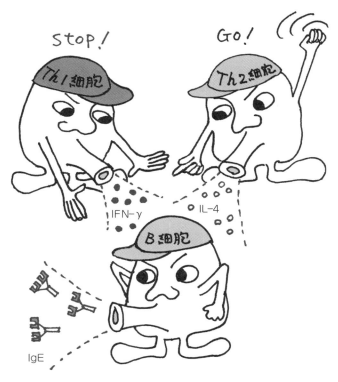

図 11・4　B細胞がIgEクラスの抗体を産生するようにクラススイッチを起こすことは，Th2細胞のつくるIL-4，IL-13などによって促進され，Th1細胞のつくるインターフェロンγ（IFN-γ）によって阻止される

　Ⅰ型アレルギーは遺伝素因の影響が大きい病気で，家系に同様の病気をもつ人が多い傾向があります．IgE クラスの抗体をつくりやすい体質，臓器が過敏で，ちょっとしたことで反応を起こしやすい体質などが関係していると思われます．また，原因抗原（アレルゲン）との接触の機会が多い人ほど，抗体をつくりやすいわけですから，そうした人ほどアレルギーになりやすいと考えられます．

　こんにゃく製造にたずさわっている人でこんにゃくによるぜん息や鼻炎が多いことが知られています．スギ花粉症になりやすい素因のある人でもスギ花粉が飛んでこない所に住んでいる人はスギ花粉症になりません．環境要因も発病にかなり関係しているようです．

　抗体をつくるのは B 細胞ですが，それを IgE クラスのものにするかどうかはヘルパー T 細胞の調節を受けています．ヘルパー T 細胞にはサイトカインIL-4（インターロイキン 4）などをつくる Th2 細胞とインターフェロンγをつくる Th1 細胞とが存在するのですが，IL-4 は IgE をつくらせる方向に，インターフェロンγはそれを抑える方向に作用します．ですから Th2 細胞がよくはたらくと IgE クラスの抗体がつくられやすく，アレルギーになりやすくなりますし，Th1 細胞がよくはたらくと IgE クラスの抗体はつくられにくくなり，この型のアレルギーになりにくいということになります（図 11・4）．

　ディーゼル自動車の排ガス，たばこの煙の成分は Th2 細胞の方が Th1 細胞よりよくはたらくようなバランスにすることが知られています（図 11・5）．実際に自動車の往来の激しい所に住んでいる人の方が閑静な所に住んでいる人よりスギ花粉症になりやすいことが知られていますし，親がたばこを吸う家庭の子供の方がそうでない家庭の子供よりぜん息にかかりやすいといわれています．

　精神的ストレスがあると副腎から副腎皮質ステロイドというホルモンが多く分泌され，交感神経からアドレナリンというホルモンが多く分泌されますが，このような状況では Th1 細胞のはたらきが悪くなり，Th2 細胞が優勢になるといわれています．

　また，近代社会で衛生状態がよくなったことがアレルギーという病気が増えた原因でないかという**衛生仮説**もあります．細菌などの感染を繰返すというトレーニングを受けることにより IgE の産生を抑える Th1 細胞が発達するのに，衛生環境がよくなったためそのトレーニングの機会が少なくなり，IgE の産生を抑えるべき Th1 細胞が十分でなくなったのが一因でないかというものです．

　化学伝達物質として重要な**ロイコトリエン C_4・D_4・E_4** は脂肪酸です．肉類中の油はその原料となりロイコトリエンの産生を助けるとされるのに，一方魚の油の中の脂肪酸はロイコトリエンの産生を抑えると考えられています（図 11・6）．ロイコトリエンの産生を少なくすることはアレルギーの症状を出にく

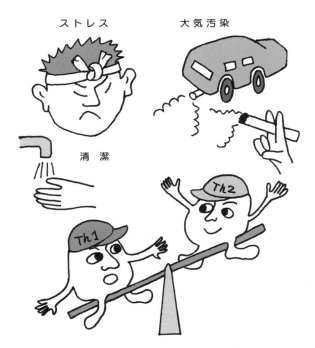

図 11・5　IgE クラスの抗体がつくられやすいかどうかには，Th2 細胞とTh1 細胞のバランスが関係する．大気汚染物質，ストレス，過度な清潔は Th2 細胞を優勢にする

くする可能性があるわけで，アレルギーの治療の一つとして魚の油を積極的に食べることが勧められています．痛みや炎症を抑えるために使われるアスピリンという薬は炎症を起こす物質（プロスタグランジン）の産生を抑えるのですが，一方ロイコトリエンの産生を高めてしまうはたらきをもっています．ぜん息の人などは使用に注意する必要があります．

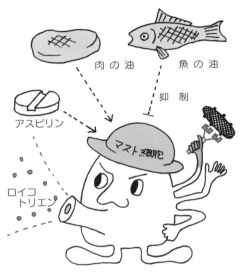

図 11・6 マスト細胞からのロイコトリエンの産生は，魚の油によって抑えられ，獣肉の油によって促進される．アスピリン（解熱・鎮痛薬）も促進する

11・2　細胞に向けられた抗体による病気

細胞や組織に対する抗体が作用して，その細胞が破壊されたり，細胞・組織のはたらきが阻害されて起きる病気があります．通常は自分の細胞・組織に対しては抗体をつくらないわけですから，他人の抗体の侵入によって起きたり，誤って自分自身の細胞や組織に対する抗体，すなわち**自己抗体**をつくってしまう過ちを犯すことによって起きます．

　前者の例としては，胎児の赤血球に対する母親の抗体が胎盤を通して胎児に侵入して胎児の赤血球を破壊させてしまう**新生児溶血性疾患**があげられますし（図 9・3），後者の例としては，赤血球に対する自己抗体によって赤血球が破壊される**自己免疫性溶血性疾患**や，神経の命令によって筋肉が収縮することにかかわっているアセチルコリンに対するレセプターがこのレセプターに対する自己抗体によって障害され神経からのアセチルコリンの作用が受けられなくなり筋肉がはたらけなくなる**重症筋無力症**があります．自己抗体による病気については自己免疫病の章で詳しく述べることにします．こうした病気も免疫のはたらきで病気を起こすわけですからアレルギーといえます．**II型アレルギー**とされています．

11・3　免疫複合体による病気

　抗原物質どうしが抗体によって互いに結びつけられ，集塊となったものを**免疫複合体**といいます．小さな免疫複合体はマクロファージがつかまえて細胞内に取込み消化して処理してしまいますが，かなりの大きさになるとマクロファージの手に余り，組織にたまることになります．そうすると免疫複合体の抗体の Fc 部に好中球が反応しますが，好中球も相手が大きすぎて取込めないので，細胞の外で相手を処理しようと活性酸素やタンパク分解酵素などを放出します．それらの物質は細胞にとって有害なものですから，付近の組織の細胞は，とばっちりの危害を受けることになります（図 11・7）．

　免疫複合体の抗体によって補体も活性化され，それによって細胞が傷害を受けるということも起こります．

　溶血性レンサ球菌という細菌による扁桃炎にかかったあとで腎炎を起こすことがありますが，菌の抗原とそれに対する抗体とでできた免疫複合体が腎の糸球体にたまり，上記のような機序で糸球体が傷害を受けることによると考えられています．またカビなどを吸入することによって，肺でカビ抗原とそれに対する抗体により免疫複合体が形成され，呼吸困難が生じる病気があります．**過敏性肺臓炎**といいます．このような病気も免疫が起こした病気ですからアレ

ルギーです．またアレルゲンに対する抗体をもっている人の皮膚にアレルゲン
を注射すると，その部分の皮膚に免疫複合体が形成され皮膚炎が生じます．こ
れを**アルサス現象**といいます．このような免疫複合体によるアレルギーを**Ⅲ型
アレルギー**あるいは**免疫複合体病**といいます．

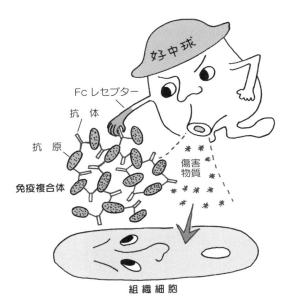

図 11・7　抗原物質どうしが抗体によって互いに結びつけられてできた集塊
を免疫複合体という．ある程度以上に大きくなるとマクロファージの処理
能力を超し，組織に沈着する．それには好中球が反応し，組織傷害物質を
放出するので，その部分の組織は傷害を受ける．免疫複合体によって補体
も活性化され，それも組織傷害の原因となる

11・4　T細胞の起こすアレルギー

　結核の診断に使われる**ツベルクリン反応**は結核菌抗原を皮内に注射し，皮膚
に発赤，硬結（しこり）ができるかどうかで結核にかかったかどうかを判定す
る方法ですが，T細胞が結核菌抗原に反応して皮膚の炎症反応が起きる一種の
アレルギー反応をみているのです．

　表皮の中にいる樹状細胞（ランゲルハンス細胞）は結核菌抗原（ツベルクリン）を捕らえ提示します．結核にかかったことがありその抗原に対応するT細胞が増えている人ではT細胞がそれに反応して，さまざまのサイトカインを放出します．そのはたらきによってその場所にマクロファージや他のリンパ球などが集まってきて活性化されサイトカインなどを放出します．マクロファージやリンパ球が放出する物質によって血管の透過性が高まり，<ruby>滲<rt>しんしゅつ</rt></ruby>出した

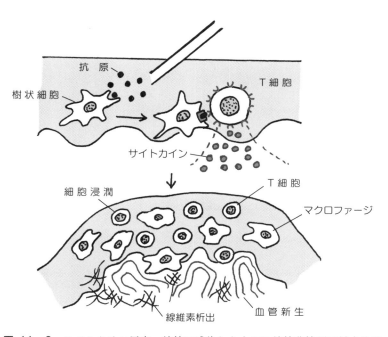

　図 11・8　ツベルクリン反応　結核に感染した人では結核菌抗原に対するT
　　細胞が増加している．そのような人の皮膚に結核菌抗原（ツベルクリン）
　　を皮内注射すると，T細胞がそれに反応し，サイトカインを放出，それに
　　よりマクロファージ，T細胞などが集まってきて細胞浸潤が形成され，マ
　　クロファージもサイトカインなどを放出する．マクロファージ，T細胞か
　　らのサイトカインなどにより血管の新生が生じる．マクロファージからの
　　物質により血管内のタンパク質が滲出し，線維素が析出してくる．細胞浸
　　潤と線維素とにより皮膚に硬結（しこり）ができ，血管の拡張と新生によ
　　り皮膚の発赤が生じる．この反応の形成に1両日かかる

血漿成分から線維素が形成されます．また血管の新生も起きます．血管が拡張
したり新しくつくられたりすると，皮膚が赤くみえるようになります．マクロ
ファージやリンパ球がたくさん集まってくること（細胞浸潤），線維素が形成
されることにより皮膚の硬結（しこり）が生じます（図11・8）．これがツベ
ルクリン反応の本態です．

　装身具の金属や漆による皮膚かぶれ（**接触皮膚炎**）も同様の機序によります．
このようにT細胞が起こすアレルギー反応のことを**Ⅳ型アレルギー**あるいは，
抗原が侵入してから反応が最大になるのに1両日を要するところから**遅延型ア
レルギー**といいます．

11・5　抗体の反応により細胞が過剰にはたらくことによる病気

　甲状腺という，のどのところにある臓器は，脳の下にある下垂体からつくら
れる甲状腺刺激ホルモンの作用をそのレセプターで受けて甲状腺ホルモンを分
泌します．このホルモンのはたらきでからだの代謝が盛んになります．ホルモ
ンがつくられすぎると，脈が速くなり，汗を多くかき，体重が減少するという
症状がでますが，健康な人ではそのホルモンが過剰であることを察知し，下垂
体に甲状腺刺激ホルモンを分泌するのをやめるよう指示をします．すなわち
負のフィードバックがかかります．一方，甲状腺ホルモンが少なくなると下垂
体からの刺激ホルモンが増えて，甲状腺にもっとホルモンをつくるように命令
します．したがって常に適度の量の甲状腺ホルモンがつくられるようになって
います．

　ところが，その甲状腺の甲状腺刺激ホルモンを受けとるレセプターに対し自
己抗体をつくってしまう病気があります．この抗体がレセプターに結合すると，
あたかも甲状腺刺激ホルモンがレセプターに結合したと同様の効果を示し，甲
状腺はホルモンを盛んに分泌します．甲状腺ホルモンが増えてもその自己抗体
を減らす負のフィードバックは起きませんから甲状腺ホルモンは過剰につくら
れ続けます（図11・9）．こうして起きるのが**甲状腺機能亢進症**（**バセドウ病**）
です．細胞に抗体が反応して起こす病気という意味ではⅡ型アレルギーともい

えますが，Ⅱ型アレルギーでは細胞が傷害を受けるのに反し，この場合は細胞の機能を高めてしまうという違いがあるのでⅤ型アレルギーとして独立させています．

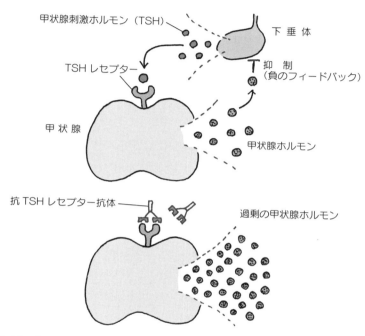

図 11・9　甲状腺は下垂体の産生する甲状腺刺激ホルモン（TSH）の作用をTSH レセプターで受けて甲状腺ホルモンを分泌する．甲状腺ホルモンが過剰だと下垂体の TSH 分泌が抑えられる負のフィードバックがかかり調節される（上）．TSH レセプターに対してつくられた自己抗体がレセプターに反応するとあたかも TSH が結合したと同じ効果が起き甲状腺ホルモンが分泌される．この場合負のフィードバックがないので過剰な甲状腺ホルモンの分泌が起きる（下）

　以上のようにアレルギーには五つの類型があるのですが，一般にアレルギーといっているのはⅠ型，Ⅲ型，Ⅳ型によるものです．Ⅱ型は同種免疫病か自己免疫病，Ⅴ型は自己免疫病でみられるものです．

12 自分には免疫反応を起こさない しくみ：免疫トレランス

　自分自身のからだの成分に対しては免疫反応を起こさないようにしくまれています．そのしくみの一部については先に少し述べましたがここで詳しく説明することにします．特定の抗原と出会うことにより，以後その抗原と反応しなくなってしまうという現象があり，それを**免疫トレランス**（**免疫寛容，免疫学的寛容**）といいます．抗原と特異的に反応する細胞はB細胞とT細胞だけですから，免疫トレランスはB細胞とT細胞に起きる現象です．B細胞，T細胞が分化し成熟する場を**中枢リンパ組織**あるいは**一次リンパ組織**といいます．T細胞のための胸腺，B細胞のための骨髄がそれに相当します．そしてそこで起きる免疫トレランスを**中枢トレランス**といいます．B細胞，T細胞が成熟したのち，実際に抗原と反応する場となっているところを**末梢リンパ組織**あるいは**二次リンパ組織**といい，リンパ節，パイエル板，扁桃，脾などがそれに相当します．B細胞やT細胞が成熟したのち，このような場で免疫トレランスになることを**末梢トレランス**といいます．

　つぎに免疫トレランスになるいくつかの機序について説明します．

12・1　クローンの消去

　自分のからだの物質の抗原（**自己抗原**）それぞれに対応するB細胞，T細胞の**クローン**（同一の抗原レセプターをもつ細胞集団）を，アポトーシスによる死に導き消去してしまう方法です．自己抗原に対応するクローンが存在すると自分のからだが攻撃される恐れがあるわけですから，そのようなものは発生が禁止されなくてはなりません．その目的で消去されるクローンを**禁止クローン**といいます．**中枢トレランス**は多くはこの機序によります．

　リンパ球が抗原レセプターで相手と反応すると細胞内には二つの異なった信号が送られます. 一つは細胞を活性化して増殖させたり仕事を開始させる信号, もう一つは細胞に自殺(**アポトーシス**)をさせる信号です. どちらの信号が優位にはたらくかは細胞の状況, 抗原レセプターの反応の仕方の強さ, 他の信号(共刺激分子の反応, サイトカインの作用など)の有無で異なります.

　未熟な B 細胞, T 細胞ではアポトーシスを起こさせる信号を抑える分子の発達が未成熟なため, 抗原レセプターで相手と強く反応すると自殺をさせる信号の方が強くはたらいてアポトーシスにより死んでしまうのです. B 細胞, T 細胞が中枢リンパ組織で発生してくる段階で, "非自己"に対応するクローンは周辺に"非自己"は存在しないわけですから, アポトーシスを起こす信号を受けることなく成熟し, 末梢へと巣立っていきます. 一方"自己"に対応するクローンは周辺にさまざまの自己抗原が存在するものですから未熟な段階で抗原レセプターでそれに強く反応することになり, アポトーシスへの信号がはたらいて死んでしまうのです. このようにして自己抗原に対応するクローンの多くは消去され, 自分のからだに反応することがなくなるのです.

　胸腺の上皮細胞はまるで図書館のようにさまざまの臓器の自己抗原を備えているという特別の性質をもっていますし, 樹状細胞はさまざまの臓器の老朽化した細胞や物質を取込みその自己抗原を提示しますが, 胸腺にはそのような樹状細胞も存在します. ですから未熟 T 細胞はそこで自己抗原に出会ってしまい, 自己抗原に対応する抗原レセプターをもったものは死滅するのです.

　なお T 細胞の場合, 未熟段階では抗原レセプターに弱い刺激が加わることで生存し増殖し, 一方強い刺激が加わるとアポトーシスを起こすという性質をもっています. ですから, 成熟していく途中で自分の MHC 分子と部分的に反応するような抗原レセプターをもったものは, 周辺の胸腺上皮細胞などの MHC 分子に反応し抗原レセプターに弱い刺激が与えられてむしろ増殖します(図 12・1 上, **正の選択**). したがって, 将来成熟したあとその MHC に非自己抗原が加わったものにしっかり反応する抗原レセプターをもつものが残ります. このことが T 細胞が自己 MHC + α に反応することの理由です. 自己の

MHC 自体, ないし自己の MHC と自己抗原との組合わせにしっかりかみ合う
抗原レセプターをもつものは先に述べたような型で死滅します（図 12・1 中,
負の選択）. 抗原レセプターが自己の MHC と全くかみ合わず, 部分的な反応

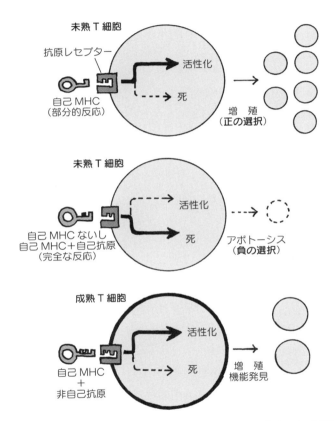

図 12・1 T 細胞が抗原（T 細胞）レセプターで相手と反応すると T 細胞が活性
化されるかアポトーシスを起こすかのいずれかの信号が送られる. 未熟 T 細胞
での抗原レセプターの自己 MHC との部分的反応は T 細胞の増殖を導く（上,
正の選択）. 自己 MHC 自体ないし自己 MHC と自己抗原との組合わせに対する
完全な反応はアポトーシスを導き（中, 負の選択）, 自己抗原に反応する T 細胞
は消去される. 正の選択を受け生存し, 負の選択を受けなかった T 細胞（自己
の MHC + α に反応する抗原レセプターをもつ）は成熟し, その抗原レセプター
の相手との反応は T 細胞を活性化する（下）

すらしなかった場合も活性化の信号が得られないので死滅します．かくして，自己の MHC と非自己抗原の組合わせに対応する抗原レセプターをもつものだけが生き残り胸腺を出ていき活躍するわけです（図 12・1 下）．自己 MHC ＋自己抗原に対応する T 細胞が万一消去されずに成熟してしまいますと，そうした T 細胞では成熟していてアポトーシス信号を抑える分子が発達していますので，アポトーシスを起こすことなく活性化されて仕事を開始するおそれがあるのです．

　B 細胞の場合，未熟段階で抗原と反応すると抗原レセプターをつくりかえるという型でも自己抗原に対する抗原レセプターをもつものを消去します（**レセプター編集**）．

12・2　アネルギーの誘導

　中枢トレランスの目をかいくぐって自己抗原に反応する B 細胞，T 細胞が供給されてしまう可能性もあります．そうしたリンパ球は**末梢トレランス**の機序で抑え込まないといけません．一つの方法はそうしたリンパ球を**アネルギー**すなわち休眠状態（不応状態）にしてしまうことです．

　T 細胞は抗原レセプターで相手と反応したというだけでは活性化されません．CD28 のような表面の**共刺激分子**に対応分子（リガンド，CD80，CD86 など）が結合したり，サイトカイン（IL-12 など）の作用を受けるという第二の信号が必要で，共刺激がない状態で抗原レセプターで反応するとアネルギーになってしまうことが知られています．T 細胞が抗原（MHC ＋抗原）に反応して活性化されるには，CD80 のような共刺激分子を表出し，IL-12 のようなサイトカインを産生できる抗原提示細胞が必要なのです．樹状細胞のような抗原提示細胞は微生物抗原を捕らえたときは病原体関連分子パターンに Toll 様レセプターなどで反応し，活性化されますので，成熟し十分に CD80 などの共刺激分子を表出し，またサイトカインも産生します（図 12・2 上）．

　しかし，老廃化した自己組織細胞を捕らえたときはその細胞の抗原（自己抗原）を提示はするものの，活性化されることなく未熟なままで共刺激分子の表

出も悪く，サイトカインの産生もしません（図12・2下）．したがって，微生物抗原のような非自己抗原に対して反応したT細胞は活性化されるが，自己抗原に反応したT細胞はアネルギーになってしまうというわけです．

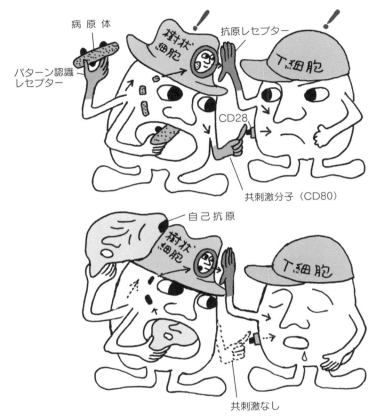

図 12・2 抗原提示細胞が微生物を捕らえその抗原を提示するときは，微生物の病原体関連分子パターンにパターン認識レセプター（Toll様レセプターなど）で反応するなどして活性化（成熟）し，共刺激分子をよく表出する．したがってその提示する抗原に反応したT細胞は活性化される（上）．一方，自己の老廃細胞・死細胞などを取込んで自己抗原を提示する抗原提示細胞は活性化せず未熟なままで共刺激分子を表出しない．したがってその提示する自己抗原に反応したT細胞は活性化されず，むしろアネルギーになる（下）

　B 細胞や T 細胞は抗原レセプターで相手に反応すると PD-1 などの分子を表出するようになります．組織細胞の自己抗原に B 細胞が反応しますと，いずれの組織細胞も PD-1 対応分子（リガンド）を表出していますから，B 細胞上の PD-1 分子と反応することになります．PD-1 分子に刺激を受けると B 細胞にアネルギーになるような信号が送られます．すなわち，B 細胞が自己組織細胞に反応しようとするとアネルギーになってしまうというわけです（図 12・3）．B 細胞が微生物抗原に反応するときは，微生物には PD-1 リガンドが存在しませんから，B 細胞はアネルギーになることなく仕事を開始します．T 細胞も自己組織細胞に反応すると PD-1 に刺激を受けアネルギーになります．

　中枢トレランスを逃れたような B 細胞や T 細胞は自己抗原と抗原レセプターとの親和性（結合し合う力）が少ないものが多いと考えられます（高い親和性であればアポトーシスが誘導されやすい）．成熟したけれども低い親和性で自己抗原と反応した B 細胞，T 細胞は抗原レセプターから不十分な信号しか送れず，そのためアネルギーに陥ってしまうことも考えられます．

　上記のような型でアネルギーになるようなリンパ球が，そのままアポトーシ

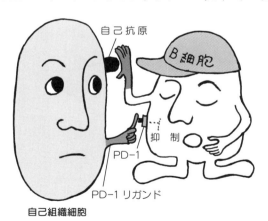

　図 12・3　B 細胞や T 細胞は抗原と抗原レセプターで反応すると PD-1 分子を表出する．組織細胞は PD-1 の対応分子（リガンド）を表出しているので，組織細胞上の自己抗原と反応した B 細胞，T 細胞は PD-1 分子からの信号でアネルギーないしアポトーシスに陥る

スを起こし消滅してしまうこともあるようです.

12・3 抑制を受ける

　胸腺の中で自己抗原と反応したものの中には特殊なT細胞が存在し（CD4$^+$,
CD25$^+$, Foxp3$^+$），死滅することなく増殖し，胸腺を出ていくものがあります.
このようなT細胞は他のT細胞がはたらくのを抑える作用をもっていて**レギュ**
ラトリーT細胞（制御T細胞）といいます.　このT細胞は抗原提示細胞が提
示している自己抗原に，それと反応しようとしている他のT細胞とともに反
応するので，レギュラトリーT細胞は近くにいる自己反応性T細胞がはたら

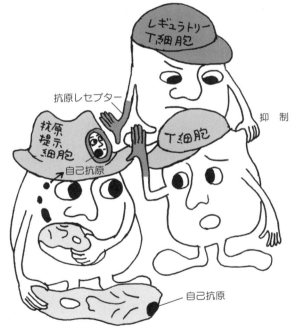

抗原レセプター

抑　制

自己抗原

自己抗原

老廃化ないし死んだ組織細胞

図 12・4　胸腺で分化したレギュラトリーT細胞は自己反応性T細胞のはた
らきを抑える.　また自己組織を取込み自己抗原を提示しているような抗原
提示細胞はTGF-βやIL-10を分泌するなどして，その提示する抗原に反
応するT細胞を別のレギュラトリー（制御）T細胞に分化させやすい

き始めないよう抑えてしまいます（図12・4）.

　先にも述べたように自己の組織片を取込み自己抗原を提示している抗原提示細胞（樹状細胞，マクロファージ）は活性化された状態にありません. もしそうした抗原提示細胞がむしろ免疫反応を抑えるような IL-10, TGF-β といったサイトカインをつくったりすると，その提示する抗原に反応した T 細胞は IL-10 の作用を受けると **Tr1 細胞**に分化し，IL-10 を産生して近くの自己反応性 T 細胞がはたらくのを抑えることになり，また TGF-β と IL-10 の作用を受けると **Th3 細胞**に分化し，TGF-β を産生して，同じく近くの他の T 細胞の反応を抑えます. このようなレギュラトリー T 細胞によっても自己反応性 T 細胞が抑えられる可能性があります.

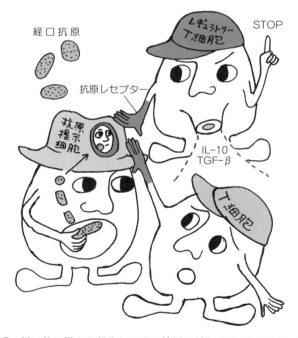

　図 12・5　経口的に腸から侵入してくる抗原に対しては，IL-10 ないし TGF-β を産生してそれにより他の T 細胞のはたらきを抑えるレギュラトリー T 細胞が誘導されやすく，経口抗原には免疫トレランスができやすい

　自己抗原への反応を抑えるしくみというわけではありませんが，抗原を口から摂取すると，以後その抗原に反応しなくなってしまうという現象があり，**経口トレランス**といいます．漆職人はウルシと接触する機会が多く，ウルシかぶれ（接触皮膚炎）を起こしやすいのですが，ウルシを口にすることによってそれを防げることを経験的に知っています．経口トレランスの原理を応用しているわけです．

　経口的に与えられた抗原に対してはどうして免疫トレランスになりやすいのでしょうか．食物は栄養原としてからだに取入れなくてはなりません．食物は当然非自己なのですが，そのようなものにいちいち免疫反応を起こしていては困ります．また，腸内には人体に有用な共生菌が存在し，それらに免疫反応を起こすことは望ましくありません．そこで経口的な抗原に対してはあまり免疫反応を起こさないようにしようとするしくみができたのだと思われます．

　経口トレランスはおもにレギュラトリーT細胞のはたらきによると考えられています．腸から侵入してきた抗原に対して反応したT細胞はFoxp3$^+$のレギュラトリーT細胞やIL-10を産生するTr1細胞，TGF-βを産生するTh3細胞に分化しやすいとされます．そうしたレギュラトリーT細胞により，当の抗原に対する反応が抑えられるのだと思われます（図12・5）．腸内共生菌が産生する短鎖脂肪酸（酪酸，プロピオン酸，酢酸）にはFoxp3$^+$レギュラトリーT細胞を誘導するはたらきがあります．もちろん腸から病原体が侵入してきたときにはその抗原に対し応答しなければなりません．病原体関連分子パターンにマクロファージや樹状細胞が反応することによるなどしてレギュラトリーT細胞の発現が抑えられるためと考えられます．なお粘膜での感染防御に大切なIgAについて，B細胞はTGF-βの作用でIgAクラスの抗体をつくるようになるので，腸でTGF-βをつくるようなT細胞が多いことはIgAをつくらせることにも役立っているといえます．

　話を元に戻しますが，免疫は上記のような中枢トレランス，末梢トレランスのいくつかの機序によって，二重三重に自分のからだに対し免疫を起こさないよう制御しているのです．

13 自己免疫病

　自分のからだには免疫反応を起こさないよう，自分を構成する物質には免疫トレランスになっているのですが，そのしくみのどこかに破たんをきたし，自分のからだの成分（自己抗原）に対する抗体（**自己抗体**といいます）がつくられたり，自己抗原に反応するＴ細胞が出現すると，それらによって臓器は傷害を受け病気が起きてしまいます．そうした病気を**自己免疫病**あるいは**自己免疫疾患**といいます．それではどのようにして自己抗原に対する免疫トレランスが破れてしまうのでしょうか．つぎにその原因のいくつかをあげてみます．

13・1　自己抗原に対する免疫トレランスの破たん
● からだの構成物と類似する物質をもつ微生物の感染

　Ｂ細胞は通常抗原と反応しただけでは十分活性化されず抗体をつくりません．そのためにはＴ細胞の助けなどのもう一つの刺激（共刺激）が必要です．マイコプラズマという肺炎を起こす微生物は赤血球膜に存在するＡ型Ｂ型物質の前段階の物質と類似する物質をもっています．マイコプラズマはそうした抗原物質のほかに，病原体に存在し，哺乳類には存在しない物質すなわち病原体関連分子パターンももっています．それに対するレセプターをもつＢ細胞，樹状細胞，マクロファージはそれに反応して活性化される可能性があります．そうすると同じ抗原物質であっても自分の赤血球に存在したときには反応しなかったＢ細胞も，抗原と反応したという以外に病原体関連パターンに反応したという活性化信号を受け（病原体関連分子パターンに反応した樹状細胞・マクロファージの分泌するBAFFなどの作用もそうした共刺激のはたらきをす

る可能性があります），マイコプラズマ上の赤血球と共通の抗原と反応した場合はそれに対する抗体をつくってしまうということが起きるのです（図 13・1）．

　つくられてしまった赤血球物質に対する抗体は赤血球に結合し，補体を活性化したり，マクロファージに取込ませたりして赤血球を破壊してしまいます．

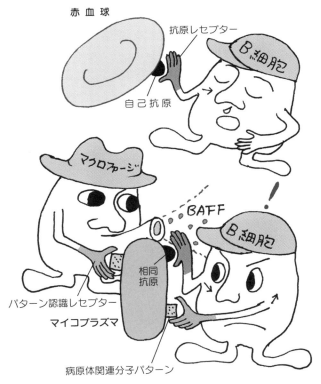

図 13・1　自己抗原に反応しても活性化されない B 細胞も，微生物が同一抗原をもっていてそれに反応した場合は活性化される．微生物は病原体関連分子パターンをもっているので，パターン認識レセプターでも反応することで活性化される．あるいは，病原体関連分子パターンに反応したマクロファージが BAFF という分子を放出し，それが自己抗原に反応している B 細胞を活性化することによるとも考えられる

すなわち**溶血**（赤血球の破壊）による貧血が起きます．この抗体は冷温でしか反応しないので，冬にマイコプラズマに感染し，そうした抗体がつくられたあと，手足が冷やされたときに発病します．この抗体は赤血球どうしを結びつけて凝集を起こさせる力があること，寒冷で反応するところから**寒冷凝集素**といい，この病気は**寒冷凝集素症**といいます．

　このようにある種の微生物が自己抗原と類似した物質をもっていることを**分子擬態**あるいは**分子相同性**といい，そのような微生物の感染を受けたことがきっかけで自己免疫病が発症することがあるのです．このような分子擬態の例としてはリウマチ熱におけるレンサ球菌と心筋，ライム病におけるスピロヘータと関節組織，ギランバレー症候群におけるキャンピロバクター（細菌）と神経髄鞘，I型糖尿病におけるコクサッキーウイルスと膵の酵素などの組合わせが考えられています．

● 潜在自己抗原・隔絶自己抗原の露出

　免疫トレランスは特定の条件でB細胞やT細胞が当の抗原と反応することによって導かれます．ですからB細胞やT細胞と接触することのない型で存在する自己抗原に対しては免疫トレランスはできていません．トレランスになっていなくとも反応する機会がないのですからそれだけなら問題ありません．しかし何らかの原因でそうした抗原がB細胞，T細胞に露呈されるようなことがありますと，トレランスになっていないわけですから当然反応が起き病気が発生する可能性があります．

　インスリンという膵の β 細胞からつくられるホルモンは糖の代謝にかかわっていて，その不足は糖尿病の，過剰分泌は低血糖（血中の糖が少なくなると意識がなくなったりします）の原因になります．ある種の薬を服用したときインスリンの構造に変化が起き，免疫トレランスが成立していなかった自己抗原が露出します．もしそれまでヘルパーT細胞がはたらかないためアネルギー状態にあったインスリン自己抗原に対応するB細胞が，抗原レセプターで変性インスリンを捕らえ露呈抗原をT細胞に提示すれば，それに反応したT細胞

はヘルパーとしてはたらき，その B 細胞は活性化されインスリンに対する自己抗体をつくる可能性があります（図13・2）．こうして起きる病気が**インスリン自己免疫症候群**です．インスリンがこの抗体の結合を受けると，その不足を補うため膵から過剰のインスリンが分泌され低血糖を起こすという病気です．

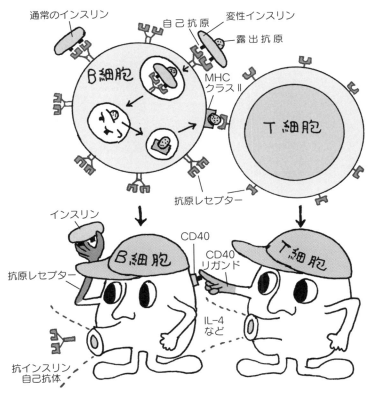

図 13・2 インスリンに対する抗原レセプターをもつ B 細胞は変性インスリンとも反応しそれを取込んで，新たに露呈した抗原部分を MHC クラス II に結合させて表出する．露呈した抗原は今までなかった抗原なので T 細胞は非自己抗原としてそれに反応し，IL-4 を産生し，CD40 リガンドを表出して CD40 分子を刺激するなどして，その B 細胞を活性化する．B 細胞は抗インスリン自己抗体を産生する

　眼の水晶体（レンズ）周辺はリンパ球の接触を受けない隔絶された部位とされています（TGF-β などリンパ球のはたらきを抑える物質が多いなどのためリンパ球がはたらけない部位になっているとの考えもあります）．水晶体に外傷害を受けると，それまで隔絶されていた眼組織の抗原にリンパ球が接触できるようになり，眼組織に対する自己抗体がつくられ，T 細胞の反応も起こって眼が傷害を受ける可能性があります．眼の外傷後に起きる**水晶体性ぶどう膜炎**はそのような機序で起きると考えられています．

● 自己反応性ヘルパー T 細胞のバイパス

　ある自己抗原にトレランスになっていない B 細胞が存在しても，その自己抗原に反応すべきヘルパー T 細胞がトレランスになっているため，B 細胞が補助を得られず自己抗体をつくらずにすんでいるという状況も想定されます．

　インスリン自己免疫症候群では自己抗原物質のうち潜伏していた自己抗原が露呈され，その抗原にヘルパー T 細胞が反応して B 細胞の自己抗体産生を助けると述べました．自己抗原物質で潜伏抗原が露出する代わりに，自己抗原物質に薬物や微生物などの非自己抗原が付着したとしても，図 13・2 で露出抗原を付着非自己抗原と置きかえてみて下さるとわかるように，同じことが起き非自己抗原に反応するヘルパー T 細胞が自己抗原に反応する B 細胞を助け，自己抗体を産生させるということが考えられます．自己反応性ヘルパー T 細胞がなくとも，自己組織に結合した薬物や微生物抗原に反応する T 細胞が，自己反応性 T 細胞をさしおいて（バイパスして），B 細胞を助けるわけです．

　ドーパというパーキンソン病に使われる薬を服用したあとに起きる溶血性貧血はそのような機序によると考えられています．赤血球膜にドーパが結合したとします．老廃赤血球由来のドーパが結合した自己抗原物質はその自己抗原に対する抗原レセプターをもつ B 細胞に取込まれドーパの抗原部分は MHC 分子に結合して B 細胞表面に提示されます．ドーパ抗原は非自己抗原ですからそれに T 細胞が反応し，その赤血球自己抗原に対する B 細胞を補助して，抗赤血球自己抗体が産生されるというわけです．

● 自己抗原の修飾

　微生物の感染，薬物などの影響で自己抗原の一部が修飾を受け変化したとします．それはもはや元の自己抗原ではありませんから，非自己としてそれに対する抗体がつくられます．B 細胞は抗原と反応して増殖しているとき，抗体の抗原結合部（可変領域）の遺伝子にしきりに変異を起こし，抗原との結合性の少しずつ異なった抗体をつくります．修飾自己抗原に対してつくられた抗体が，そうした変異を起こしている間にもともと修飾抗原と近い関係にある元の自己抗原にむしろぴったりかみ合う抗体がつくられるようになるということも考えられます（図 13・3）．そして自己抗原そのものに対する自己抗体がつくられてしまうと，それが病気を起こす可能性があるわけです．

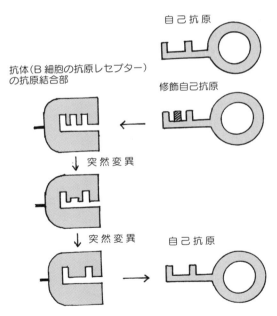

図 13・3　自己抗原の一部が感染や薬物の影響で一部変化するとそれは非自己抗原になるから B 細胞が反応する．B 細胞は反応の過程で抗体の抗原結合部の遺伝子に少しずつ変異を起こす．その間に元の自己抗原に対応する抗体も出現する可能性がある

● **アネルギーの解除・多クローン性活性化**

　アネルギー状態にあるT細胞も，IL-2などのサイトカインの作用を強く受けるとアネルギー状態から解除され，はたらき始める可能性があります．B細胞もCD40分子への刺激とIL-4の作用があったりするとアネルギーが解除されるといいます．慢性の移植片対宿主反応などでT細胞の持続的な活性化があり，そのT細胞がCD40分子の対応分子（CD154）を表出しIL-4を産生し続けると，アネルギー状態にあった自己抗原反応性B細胞はその作用を受ける機会が多くなり，アネルギーから解除されて自己抗体をつくる可能性があります．慢性移植片対宿主反応があると自己抗体がよくつくられることが知られています．非自己抗原に対する免疫反応が強く続いているような状況下では，

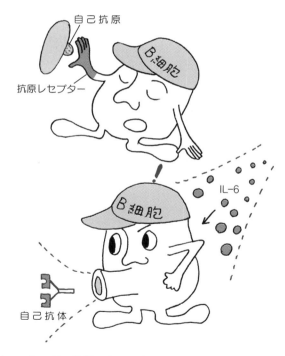

図 13・4　アネルギー状態であった自己抗原に対応するB細胞はIL-6などのサイトカインの作用を受けると反応を開始するようになる可能性がある

そうしたアネルギーを解除するサイトカインがつくられ続け，自己反応性リンパ球が目を覚まして病気を起こす可能性があるわけです．

　B細胞やT細胞が無差別に活性化されることがあります．どんな抗原に対応するクローンもすべて活性化されるので，そのような状態を**多クローン性活性化**といいます．IL-6というサイトカインは抗原と反応しているB細胞を多クローン性に活性化します．ヘルパーT細胞の作用が欠けていたために，はたらかずにいた自己反応性B細胞，アネルギー状態にあった自己反応性B細胞もIL-6の作用により活性化されて自己抗体を産生するようになる可能性があるわけです（図13・4）．心房内粘液腫という腫瘍はIL-6を大量に産生し続けます．この腫瘍をもっている人では自己免疫病が起きることが知られていて，そのことを実証しています．他の理由でIL-6がつくられ続ける状況が発生すれば同じことが起こる可能性があります．EBウイルスはB細胞を多クローン性に活性化する性質をもっています．EBウイルスの感染症である**伝染性単核症**ではしばしば自己抗体の産生がみられます．

● **Toll 仮 説**

　抗原と反応しただけでは抗体をつくらないアネルギー状態のB細胞であっても，他の刺激が加わることで活性化されると抗体をつくるようになることがあるのですが，死細胞などから遊出した核酸（DNA，RNA）には，自己核酸抗原に対するB細胞が反応します．このときB細胞は同時に核酸にToll様レセプター（TLR）でも反応し，活性化されて核酸に対する自己抗体をつくってしまうことが考えられます．また，樹状細胞やマクロファージも核酸にToll様レセプターで反応するとBAFFなどのサイトカインを産生します．それはアネルギー状態にあった自己反応性B細胞を活性化し，自己抗体を産生させる可能性があります．このように自己の核酸がToll様レセプターに作用して自己抗体産生のきっかけをつくるという考えをToll仮説といいます．

　老廃細胞からは核酸のほかにも，尿酸，アデノシン5′-三リン酸（ATP），ストレスタンパク質（HSP）などが遊出されますが，それらにもパターン認識レセプター（TLR，RAGE，NLRP3など）でB細胞，樹状細胞，マクロファー

ジが反応し活性化され，同じように自己抗体産生を誘導する可能性があります．
なお，パターン認識レセプターに作用する病原体由来の物質を病原体関連分子
パターン（PAMPs，pathogen associated molecular patterns）というのに対比し
て，生体の損傷組織由来の物質は**損傷関連分子パターン**（DAMPs，damage/
danger associated molecular patterns）といいます．

● レギュラトリー T 細胞の欠陥

　レギュラトリー T 細胞は自己抗原に反応する T 細胞を抑えるはたらきをし
ています．この T 細胞がうまく発生しない人（転写因子 Foxp3 の異常）では，
内分泌腺を中心にさまざまの臓器が傷害される自己免疫病が起こることが知ら
れています．

● 制 御 分 子 の 欠 陥

　免疫反応が過度にならないよう制御している分子がいくつか存在することは
すでに述べました．そのような分子がうまく発現しない人では自己抗原に対す
る反応が抑え切れず，自己免疫病が発生する可能性があります．Fas 分子は一
度活性化されたリンパ球を仕事がすんだら死滅するよう誘導する分子です．
Fas 分子やその対応分子 Fas リガンドの欠陥のある人で自己免疫病が起きるこ
とが知られています．その他の CTLA-4，PD-1，FcγレセプターⅡb など T
細胞，B 細胞の制御にかかわる分子の発現障害も自己免疫の原因になる可能性
があります．

● 細胞内シグナルの調節障害

　抗原レセプター，サイトカインレセプター，パターン認識レセプターなどに
反応した免疫細胞は，さまざまのシグナル伝達分子を活性化して細胞のはたら
きを導きます．そのような分子を抑制して過剰な反応に制御をかける機序がい
くつかあります．**ホスファターゼ**はリン酸化により活性化された伝達分子を脱
リン酸化することで不活化し，**E3 ユビキチンリガーゼ**は伝達分子をユビキチ
ン化することで破壊に導き，細胞の活性化に歯止めをかけます．そうしたホス
ファターゼやユビキチンリガーゼがうまく作動しないことで自己免疫病が発生
することが知られています．

● 中枢トレランスの障害

　胸腺の髄質上皮細胞はさまざまの臓器の自己抗原を表出していて，それに対応するT細胞を消去することに役立っています．その自己抗原を表出するはたらきが欠ける人（転写調節分子 AIRE の異常）では自己反応性T細胞の中枢トレランスが成立せず自己免疫病が発生します．

● 老廃組織の処理不全

　老廃化し不要となった細胞や組織片はマクロファージがそれを取込み消化して片付けています．そのはたらきが悪いと老廃組織に由来する自己抗原が遊離していつまでも存続することになり，自己反応性リンパ球の反応を誘導しやすい条件をつくります．前記のように老廃化組織から遊出した物質にパターン認識レセプターで反応し自己反応性B細胞が活性化される可能性もあります．老廃組織に対してつくられた IgM クラスの抗体により活性化された補体が老廃組織に結合しマクロファージの食作用を助けていると考えられているのですが，補体の欠落している人に自己免疫病が多いのは，補体が欠けるため老廃組織の処理が不十分になるためではないかと考えられています．

13・2　臓器特異的自己免疫病

　自己免疫病は特定の臓器のみが冒される**臓器特異的自己免疫病**と全身に病気が起きる**全身性自己免疫病**とに分けられます．前者にはその臓器に固有の自己抗原に対する抗体やT細胞が関与し，後者には細胞の核の成分など普遍的な自己抗原に対する抗体の反応が関係しています．代表的な臓器特異的自己免疫病のいくつかの例について説明します．

　赤血球表面の自己抗原に対する自己抗体がつくられ，赤血球に抗体が結合することによって，補体の活性化により赤血球が破壊されるか，マクロファージに赤血球が捕らえられて処理されるかして赤血球が壊される病気は，**自己免疫性溶血性貧血**といいます．低温でのみ反応する**冷式抗体**によるものと，体温で反応する**温式抗体**によるものとがあります．前者によるものは冬に手足が寒冷にさらされたときに溶血の発作が起きます．

　同じ血液細胞でも血小板に対する自己抗体がつくられてしまうことがあります．抗体の結合を受けた血小板が脾などのマクロファージによって取込まれて破壊されることにより血小板が減少して，皮膚に出血斑がでたり出血が止まらなかったりするのは**免疫性血小板減少性紫斑病**です（図 13・5）．

　筋肉は神経からの指令を受けて収縮するのですが，それは神経線維の末端から分泌されたアセチルコリンという物質が筋肉細胞のアセチルコリンレセプターに結合することによります（図 13・6 左）．このレセプターに対する自己抗体がつくられ，レセプターを覆ってしまったり，抗体の結合によってレセプ

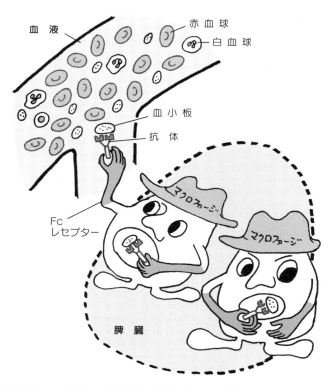

図 13・5　自己抗体の結合を受けた血小板は脾などのマクロファージによって取込まれ破壊される

ターが壊されたりしてアセチルコリンがレセプターに結合できなくなってしまう病気があります（図13・6右）．**重症筋無力症**という病気で，まぶたが下がって眼が開かなくなったり，全身の力がなくなったりします．

　先に述べましたように，甲状腺は下垂体のつくる甲状腺刺激ホルモンの作用をそれに対するレセプターで受けて甲状腺ホルモンを分泌するのですが，レセプターに対する自己抗体はあたかも刺激ホルモンと同じ効果を示し，甲状腺機能亢進症の原因になります（図11・9）．しかし，このレセプターに対する自己抗体の中には刺激作用がなく，むしろレセプターに結合することによりレセプターを覆ってしまい刺激ホルモンがレセプターに結合できなくしてしまうというものがあります．そうすると甲状腺は刺激を受けることなく，甲状腺ホルモンの分泌を止めてしまいます．こうして起きるのが**原発性粘液水腫**という病気で，からだ全体がむくみ，活力がなくなり，体温が低くなるという症状がでます．刺激抗体になるか遮断抗体になるかはレセプターのどの部分に対する抗体かによって決まっていると考えられます．

　このほか，末梢神経の髄鞘に対する自己抗体によって四肢の麻痺をきたす

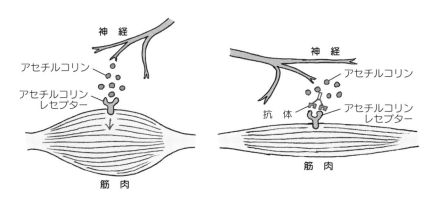

図13・6　神経線維の末端から分泌されるアセチルコリンの作用をアセチルコリンレセプターで受けることによって筋肉の収縮が起きる（左）．そのレセプターに対する自己抗体はレセプターを遮断したり，破壊したりしてアセチルコリンの結合を阻害する．筋肉は収縮できなくなる（右）

ギランバレー症候群, 腎糸球体と肺胞との基底膜に対する自己抗体によって腎炎や肺出血を起こす**グッドパスチャー症候群**, 表皮細胞どうしを結びつけているデスモグレインという物質に対する自己抗体により表皮細胞がばらばらになり皮膚に水疱ができる**天疱瘡**（てんぽうそう）などの病気もあります. 以上の病気は細胞や組織に向けられた自己抗体により起きるわけですからⅡ型アレルギーの機序によるといえます.

　T細胞の反応, すなわちⅣ型アレルギー（遅延型アレルギー）の機序によると考えられているのは**多発性硬化症**という病気で, 脳や脊髄の神経の髄鞘タンパク質に対する自己反応性Th1細胞が出現し, その産生するリンホトキシンの作用やその産生するサイトカインにより活性化されたマクロファージからの組織傷害物質（TNF-α, 一酸化窒素など）によって神経が傷害され, さまざまの部位に麻痺を繰返すという病気です. Th1細胞よりもIL-17を産生するTh17細胞が起こす炎症反応が重要との考えもあります.

　自己抗体と自己反応性T細胞との両方のはたらきで起きている病気もあります. **慢性甲状腺炎**はそれらにより甲状腺組織が破壊され, やがて甲状腺ホルモンの分泌が低下してくる病気です. 糖尿病には**インスリン依存性（Ⅰ型）糖尿病**と生活習慣がおもな原因となるインスリン非依存性（Ⅱ型）糖尿病とがありますが, Ⅰ型糖尿病はインスリンを分泌する膵β細胞が自己抗体やT細胞のはたらきで破壊されることによる病気と考えられています. インスリンが欠けるため糖をよく代謝することができなくなり血中の糖が増えてきます.

13・3　全身性自己免疫病

　細胞の核の成分などからだ中に普遍的な抗原に対して自己抗体を産生してしまうことによると考えられ, 全身に病気が起きる病気を**全身性自己免疫病**といいます. 組織に膠原線維に特徴的な変化が共通してみられるところから**膠原病**とよばれたこともあり, 一般にはむしろこの病名の方が使われているようです. 血中のIgGが著しく多くなっている特徴があります.

　代表的なのは**全身性エリテマトーデス**という病気で, 発熱, 両頬の紅斑, 関

節炎，腎炎などがみられます．核成分に対する抗体（**抗核抗体**），特にDNA
に対する抗体が病気に関係しているようです．おそらく核の抗原物質と抗核抗
体とでできた免疫複合体が血管，関節，腎などに沈着し，そこに炎症を起こす
ことによると考えられます（Ⅲ型アレルギーの機序，図 11・7）．赤血球，白
血球，血小板に対する自己抗体がつくられることもあり，それらの血球の減少
をみることがあります．

　関節リウマチは関節，特に手足の関節に炎症が生じ，しだいに関節が固まっ
て動かなくなる病気です．IgG に対する自己抗体（**リウマトイド因子**）がみら
れますが，病因との関係ははっきりしていません．関節物質に対する抗体やT
細胞の関与が考えられています．

　全身性硬化症は結合組織の膠原線維が増殖する病気で，皮膚が固くなったり，
食道の動きが悪くなったりします．膠原線維を分解する酵素に対する自己抗体
の関与が疑われています．

　皮膚筋炎（多発性筋炎）はおもに上腕・上腿の筋力の低下，皮膚の紅斑をみ
る病気です．

　多発性動脈炎は全身の動脈が免疫複合体の沈着あるいは動脈壁物質に対する
自己抗体によって傷害されると考えられる病気で，動脈の閉塞による高血圧，
心筋梗塞，腎梗塞，皮膚のしこりなどがみられます．

　シェーグレン症候群は涙腺，唾液腺が自己免疫機序で冒される病気で，涙や
唾液の分泌が悪くなり眼や口腔内の乾燥がみられます．

　リウマチ熱は発熱，関節炎，心炎，舞踏病（血管病変による脳の障害による
と考えられ，意図しないからだの動きが生じる病気）などをみる年長の子供に
起きる病気です．溶血性レンサ球菌の感染後に発生するので，菌の抗原とから
だの抗原との分子相同性により自己抗体がつくられてしまうためでないかと考
えられています．

　混合性結合組織病は全身性エリテマトーデス，全身性硬化病，皮膚筋炎の部
分症状が混在している病気です．

14 免疫不全症

　免疫のしくみのどこかに欠陥があるため感染症などにかかりやすくなっている状態を**免疫不全症**といいます．感染症に繰返しかかる，感染症がすぐ重症となる，感染症が治りにくい，普通の人には病気を起こさないような毒力の弱い微生物が病気を起こす（このような感染を**日和見感染**といいます．微生物が宿主の状態をみて相手が弱かったら病気を起こすというようにみえるからです）といった状態がみられ，それを**易感染性**といいます．感染症にかかりやすいという意味です．

　そのほか，がんにかかりやすくなります．がんを退治する免疫，がんを起こ

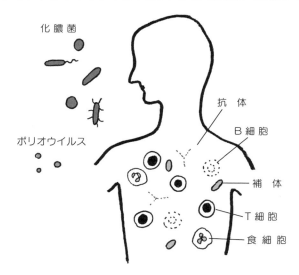

図 14・1　抗体の欠乏があると化膿菌やポリオウイルスなどの感染が問題になる

す微生物（EB ウイルス，ヒトヘルペスウイルス 8 型など）を排除する免疫が
うまくはたらかないためでしょう．

　また，アレルギーや自己免疫病も合併しやすいのですが，それは，免疫のど
こかに欠陥があるためアレルゲンや自己抗原の処理がうまくできないこと，免
疫のバランスが狂って異常な免疫反応の発生を許してしまうことなどによると
思われます．

　免疫不全症は，生まれつき初めから免疫に欠陥があることによる**原発性免疫
不全症**と，もともと免疫は正常であったのに何らかの原因で二次的に免疫が冒
されて起きる**続発性免疫不全症**とに分けられます．原発性免疫不全症は生まれ
たときから発病していることが多いのですが，一定の年齢に達してから発病す
ることもあります．多くの場合遺伝によります．免疫に関与する分子の遺伝子
に欠陥があり，その分子がはたらかないことが原因となります．

14・1　原発性免疫不全症

　免疫のしくみにはさまざまの分子が関係していて，そのうちのどれかに欠陥
があり，それがほかでは代償しきれないとき免疫不全症が発病してしまいます．
たとえば Btk という酵素は B 細胞が発生してくるために欠かせない酵素なの
で，その遺伝子異常により B 細胞が欠損し抗体がつくれない病気が発生します．
今のところ原発性免疫不全症の原因になる 400 種ほどの遺伝子異常が知られて
います．そのすべてについて紹介するわけにはいきませんが，おもなものにつ
いて述べます．

● 抗体欠乏を主とする病気

　抗体がつくれないと，細菌をオプソニン化したり，補体を活性化したりする
ことに欠陥が生じますので，化膿菌（ブドウ球菌，肺炎球菌，大腸菌など化膿
を起こす一般の細菌）による感染が問題になります．またウイルスの中で，そ
の増殖阻止に抗体が重要な役割を果たすポリオなどの腸ウイルスの感染が重症
となります．しかし，抗体だけの欠陥ですと一般のウイルス，結核菌，真菌，
原虫などの感染は特に問題なく普通の人と同じ経過をとります（図 14・1）．

　B細胞が発生してこない病気では血液中の免疫グロブリン（γグロブリン）がほとんどなく，**無γグロブリン血症**とよばれます．IgMはつくれるがその他のクラスの免疫グロブリンがつくれない病気は**高 IgM 症候群**といいます（その一部ではT細胞の機能不全を伴い，そのための症状もでます）．IgAだけつくれないのは**IgA 単独欠損症**です．IgGのうち IgG2 など一部のサブクラスのみつくれない**IgG サブクラス欠損症**もあります．抗体の欠乏だけなら定期的に健康人の血液からつくった免疫グロブリン製剤を注射して補うことで感染症を予防できます．

● T細胞の欠陥と抗体欠乏が合併する病気

　T細胞とB細胞とがともに発生してこないか，一方の発生障害と他方の機能異常があるためT細胞もはたらかず抗体もつくられない病気があります．一般細菌はもとより，ウイルス，細胞内寄生性細菌（結核菌など），真菌（カンジダ，アスペルギルス，クリプトコッカスなど），原虫（カリニ，クリプト

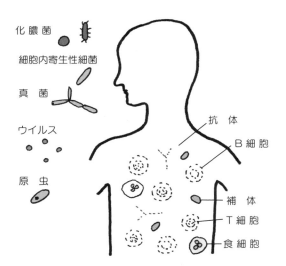

図 14・2　T細胞の欠陥と抗体欠乏とが合併すると
　さまざまの微生物の感染が問題を起こす

スポリジウムなど）などさまざまの微生物による感染が問題になります（図14・2）．骨髄移植（正常なリンパ球幹細胞を移植して，それによりリンパ球を再構築する治療），遺伝子治療（患者のリンパ球幹細胞に責任遺伝子に対応する正常遺伝子を導入して欠陥が矯正されたリンパ球をつくる治療）といった根本的治療をしない限り1年以上の生存は困難です．この病気は重症であり，T細胞とB細胞の両方に欠陥があるため**重症複合免疫不全症**といいます．リンパ球の発生にかかわる分子（RAG，サイトカインレセプター共通γ鎖，JAK3など）の遺伝子異常によります．

　アデノシンデアミナーゼという酵素はアデノシンを代謝する酵素ですが，**アデノシンデアミナーゼ欠損症**ではアデノシンを代謝する他の経路をもたないリンパ球においてアデノシンなどが蓄積し，そのためB細胞，T細胞が傷害されてしまい，重症複合免疫不全症と同じ状態になります．この病気は世界で初めて遺伝子治療が成功した病気です．酵素を定期的に補充することでも治療されます．

　そのほか，T細胞とB細胞，T細胞と抗原提示細胞・マクロファージとの相互作用にかかわっているCD154分子，CD40分子の欠損ではIgG，IgA，IgEをつくれずT細胞の機能不全も伴う高IgM症候群になりますし，抗原提示に必要なHLA分子の欠損でもT細胞の発生障害や機能不全，抗体産生不全が生じます．

● 免疫系以外の特徴的症状を合併する病気

　T細胞を主体とする欠陥に血小板減少が合併している病気（WASPというタンパク質の異常による）があり**ウィスコット・アルドリッチ症候群**といいます．眼結膜・皮膚の毛細血管拡張，小脳性運動失調を合併し，T細胞の機能不全やIgA，IgEの欠損がある病気（ATMという分子の異常による）は**血管拡張性運動失調症**とよばれます．胸腺の発生障害によりT細胞が減少し，同時に副甲状腺の欠損（低カルシウム血症を起こす），顔面奇形などが存在する病気は**ディジョージ症候群**といいます．NK細胞・キラーT細胞の機能欠陥，好中球

の殺菌能不全があり，好中球の巨大顆粒，皮膚・毛髪の色素脱失（細胞質顆粒を細胞膜に融合させる Lyst という分子の異常による）をみる病気は**チェディアック・東症候群**とよばれます．

● 食細胞の欠陥

好中球などの食細胞の欠陥としては，数の減少，遊走能不全，食作用不全，殺菌能不全などの種類があります．数が減少する代表例は好中球の発生が障害されている**先天性好中球減少症**です．**白血球粘着異常症**は接着分子（β_2 インテグリンなど）の欠損により白血球が血管外に遊出できない病気です．**慢性肉芽腫症**は活性酸素の生成に必要な酵素を欠損するため，食細胞が食菌はできても殺菌できない病気で，化膿菌の感染により皮膚・リンパ節・内臓に膿瘍が形成され，菌が長く存続するためその抗原に反応した T 細胞のはたらきで肉芽腫が形成されます．先ほど述べたチェディアック・東症候群でも好中球の遊走能，殺菌能の低下があります．食細胞の欠陥では細菌，真菌の感染が問題になります（図 14・3）．

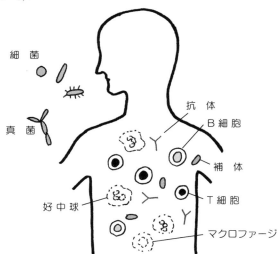

図 14・3 食細胞の欠陥では細菌や真菌の感染が問題になる

● 補体の欠損

補体のいずれかの成分に欠損があると細菌感染が問題になります．C5 ～ C9 は膜侵襲複合体として溶菌に必要な成分で，そのいずれかの欠損があるとナイセリア（髄膜炎菌，淋菌）感染が重症となります．C1 ～ C4 のいずれかの成分が欠けると，好中球の食菌を助ける C3b，好中球を遊走させる C5a, C5b・C6・C7 が形成されないため一般化膿菌の感染も受けやすくなります（図 14・4）．

免疫不全症ではありませんが，補体の欠損があると，食細胞が補体レセプターを用いて補体の結合した免疫複合体を捕らえる過程がはたらかなかったりして免疫複合体の処理がうまくいかなくなるためか，全身性エリテマトーデス様の症状や腎炎が起きやすくなります．

C1 阻止因子の欠損があると，何らかの原因で補体の活性化が生じたとき，その制御がきかなくなり，生成された C2a からキニン（血管透過性を高める作用がある物質）が生成されることなどにより，血管の透過性が高まって，か

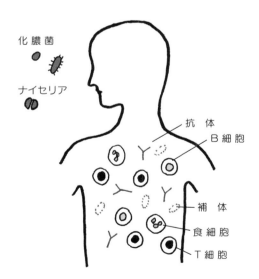

図 14・4 補体欠損症では，C1 ～ C4 の欠損で化膿菌の，C5 ～ C9 の欠損でそのうちナイセリアの感染が問題になる

らだの一部にむくみ（浮腫）が出る病気になります．首の周辺がむくむと呼吸
困難が発生します．これは**遺伝性血管性浮腫**とよばれる病気です．DAFとい
う分子は細胞膜に存在し，補体の活性化がC3以降に進むのを抑え，血球が補
体活性化の巻き添えをくって破壊されるのを防いでいますが，それが表出でき
ない赤血球ができてしまった人では，夜間血液が酸性に傾いたことによって補
体の活性化が起きると赤血球はその作用から身を護ることができず，溶血を起
こし，遊出したヘモグロビンが尿に排泄されてくる病気になります．**発作性夜
間ヘモグロビン尿症**です．

● 自己炎症性疾患/周期性発熱症候群

　感染やアレルギーなどの原因がないにもかかわらず，生まれつき発熱などの
症状を繰返す病気があります．病因は発熱にかかわる分子の異常によります
が，原因となる分子はさまざまです．たとえばIL-1βやI型インターフェロン
は発熱をもたらすサイトカインですが，それらにかかわる分子の遺伝子異常も
原因です．

14・2　続 発 性 免 疫 不 全 症

　もともと免疫が正常であった人でも，さまざまの原因で二次的に免疫のしく
みに欠陥が生じ，感染しやすくなったりすることがあります．

　一つは薬剤の作用で，移植拒絶反応を抑えたり膠原病の治療に使われる**免疫
抑制薬**は当然のことながら免疫機能を低下させます．**副腎皮質ステロイドホル
モン**はサイトカインの産生などにかかわる転写因子を阻害するなどして，T細
胞，マクロファージ，好中球の機能を抑えます．長期使用では抗体産生も抑え
られます．**シクロスポリン**や**タクロリムス**はT細胞のサイトカイン産生にか
かわる転写因子を抑え，おもにT細胞の機能を低下させます．エンドキサン
やアザチオプリンは細胞毒ですのでリンパ球の機能を阻害するばかりでなく，
好中球も減少させます．**抗がん薬**の多くも細胞毒であり，腫瘍細胞のみならず，
増殖の盛んな正常細胞も同時にやられてしまいます．抗原と反応し増殖してい

るリンパ球は傷害を受け，好中球の生成も抑えられ白血球が減少します．がん
の治療で行われる**放射線照射**についても同様です．こうした治療を受けている
人では，感染しないようにする特別の配慮がいります．特に強い免疫抑制が起
きる場合には無菌環境に隔離することもあります．

　感染症でも微生物によっては免疫を障害します．代表例は**後天性免疫不全症
候群**（**AIDS**，acquired immunodeficiency syndrome，**エイズ**）です．原因とな
る**ヒト免疫不全ウイルス**（**HIV**，human immunodeficiency virus）はその表面
の糖タンパク質で細胞表面の特定の分子 CD4 に付着してその細胞に感染しま
す．CD4 を表出している細胞は一部の T 細胞と一部のマクロファージです．

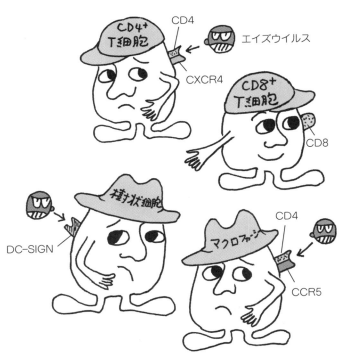

図 14・5　エイズウイルスは CD4 分子をもつ CD4$^+$ T 細胞やマクロファージ，
　DC–SIGN をもつ樹状細胞に表面の糖タンパク質で結合して感染する．CD8$^+$
　T 細胞には感染しない

成熟した T 細胞は CD4⁺のものと CD8⁺のものとに大別されるのですが，エイズウイルスはそのうち CD4⁺ T 細胞に感染するわけです．CD4 分子とともに T 細胞では CXCR4，マクロファージでは CCR5 というケモカインレセプターがウイルスの付着を助けています．樹状細胞は DC–SIGN という分子を表出していますがそれにもウイルスが付着します．したがってエイズウイルスは CD4⁺ T 細胞，マクロファージ，樹状細胞に感染することになります（図 14・5）．

　ウイルスの感染を受けた CD4⁺ T 細胞はウイルス由来分子によって機能が抑えられたりアポトーシスを起こしたり，キラー T 細胞によって破壊されたりし，しだいに減少していきます．CD4⁺ T 細胞はマクロファージを活性化したり，B 細胞の抗体産生を助けたり，キラー T 細胞の発現を助けたりと，さまざまな免疫応答の中軸となっていますので，その欠陥は重大な結果をもたらします．健康な人では問題にならない微生物が問題を起こします．すなわちサイトメガロウイルスによる肺炎や眼の網膜炎，カリニ（原虫，現在は真菌に分類）やカンジダ・アスペルギルス（真菌）による口内炎，肺炎，クリプトスポリジウム

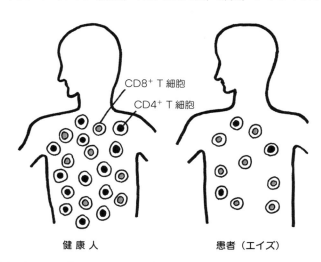

健 康 人　　　　　　　　患者（エイズ）

図 14・6　エイズウイルスは CD4⁺ T 細胞に感染し，その破壊を導くので，エイズ患者では CD4⁺ T 細胞が減少し CD4⁺ T 細胞と CD8⁺ T 細胞の数の比が低下する

による腸炎を起こし，EBウイルスによるリンパ腫，ヒトヘルペスウイルス8型によるカポジ肉腫などのがんも発生します．エイズウイルス自体も排除できず，生涯このウイルスが存続します．

　CD4$^+$ T細胞が傷害されるので血液でみてもその数が減少してきます．健康人ではCD4$^+$ T細胞とCD8$^+$ T細胞との数の比は2：1ぐらいですが，エイズが発病するころにはそれが逆転し，CD4$^+$ T細胞の数は通常1,000個/mm^{3}ほどですが，それが200個/mm^{3}以下になると発病の目安とされています（図14・6）．

　麻疹ウイルスも免疫機能を低下させることが古くから知られていて，感染時に結核が重症化したり再然したりします．このウイルスは細胞上のCD46，CD150分子に付着してその細胞に感染します．T細胞，マクロファージ，樹状細胞もそうして感染を受け傷害されると考えられます．麻疹の場合は原病の回復とともに免疫機能も元に戻ります．

　栄養障害も免疫不全の原因となります．特に**タンパクエネルギー栄養障害**ではT細胞，NK細胞の機能が低下し，麻疹，結核，カンジダ症などが重症化します．亜鉛，ビタミンA，ビタミンEなど特定の栄養素の欠乏でも免疫機能が低下します．

　糖尿病でも化膿菌感染を受けやすくなることが知られています．代謝異常による好中球，T細胞の機能低下が関係していると思われます．

● おわりに

　からだのどの臓器のはたらきも私たちが生きていく上で欠かせません．免疫もその一つですが，免疫のしくみには他のはたらきと違う大きな特徴があります．免疫を担っている細胞は固定した臓器を形成しているのではなくて，一つ一つがばらばらに自由に動きまわり，全身いたるところで仕事をしていること，そしてそうした細胞は決して勝手気ままに自分の仕事をしているのではなく，個々の細胞が互いに連絡し合い，協力し合って，目的にかなった秩序あるはたらきをしているということです．全身を自由に飛びまわるような細胞が，互いに統率のとれた協同作業をしているということは驚くべきことです．個体の同一性を護るため，からだのいかなる部分にも異質なものの存在を許さないという目的で，そのように発達してきたのだと思われます．

　本書では哺乳類，特にヒトの免疫のしくみについて紹介してきました．他の種属の動物ではそれとは全く異なったしくみを利用してからだを護っているものもあります．中には哺乳類のものより一段優れていると思われるものもあります．しかし，下等動物から高等動物まで共通したしくみが存在し，しだいにそれが高度に発達してきているようにうかがえます．哺乳類の免疫はその一つの頂点ともいえましょう．この神業とも思える巧妙なしくみについて，現時点で整理されている知識について述べたのですが，まだまだ謎解きがおわったわけではありません．この知識を土台にして皆様もこの不思議な世界をさらに探険してみませんか．

索　　　引

矢田　純一
（や　た　じゅん　いち）
1934 年 東京に生まれる
1959 年 東京大学医学部 卒
東京医科歯科大学名誉教授
専門 小児科学，免疫学
医学博士

免 疫 からだを護る不思議なしくみ
第 6 版

© 2020

第 1 版 第 1 刷 1987 年 12 月 1 日 発行
第 2 版 第 1 刷 1995 年 9 月 5 日 発行
第 3 版 第 1 刷 2002 年 2 月 1 日 発行
第 4 版 第 1 刷 2007 年 6 月 7 日 発行
第 5 版 第 1 刷 2015 年 1 月 9 日 発行
第 6 版 第 1 刷 2020 年 9 月 7 日 発行
　　　　 第 2 刷 2021 年 10 月 4 日 発行

著　者　矢　田　純　一
発 行 者　住　田　六　連
発　行　株式会社 東京化学同人
東京都文京区千石 3-36-7(〒112-0011)
電話 03-3946-5311・FAX 03-3946-5317
URL: http://www.tkd-pbl.com/

印　刷　中央印刷株式会社
製　本　株式会社 松岳社

ISBN978-4-8079-0998-8
Printed in Japan
無断転載および複製物（コピー，電子デー
タなど）の無断配布，配信を禁じます．